Frankfurter Beiträge zur Soziologie und Sozialpsychologie

Die Frankfurter Soziologie und Sozialpsychologie hat mit ihren zentralen Beiträgen zu einer kritischen Selbstreflexion der Gesellschaft internationale Anerkennung gefunden. Die Schriftenreihe knüpft in doppelter Weise an diese Tradition an. Zum einen nimmt sie Intuitionen und Einsichten der Frankfurter Schule für die Analyse der Gegenwartsgesellschaften auf und entwickelt diese weiter. Zum anderen bietet sie soziologischen und sozialpsychologischen Ansätzen ein Forum für neuere Fundierungen und Dimensionen von Kritik. In der Reihe erscheinen theoretische, empirische, historische und methodologische Arbeiten, die zu einer Diagnostik aktueller kultureller Praktiken und gesellschaftlicher Prozesse beitragen.
Die Reihe wird herausgegeben von Rolf Haubl, Kira Kosnick, Thomas Lemke, Dieter Mans und Thomas Scheffer (Institut für Soziologie der Goethe-Universität Frankfurt am Main). Manuskriptangebote werden von den Herausgebern begutachtet und bei Annahme redaktionell betreut.

Weitere Bände in dieser Reihe http://www.springer.com/series/12394

Thomas Lemke · Jonas Rüppel

Reproduktion und Selektion

Gesellschaftliche Implikationen der Präimplantationsdiagnostik

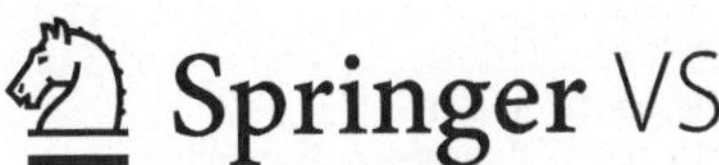

Thomas Lemke
Frankfurt am Main, Deutschland

Jonas Rüppel
Frankfurt am Main, Deutschland

Frankfurter Beiträge zur Soziologie und Sozialpsychologie
ISBN 978-3-658-17840-6 ISBN 978-3-658-17841-3 (eBook)
DOI 10.1007/978-3-658-17841-3

Die Deutsche Nationalbibliothek verzeichnet diese Publikation in der Deutschen Nationalbibliografie; detaillierte bibliografische Daten sind im Internet über http://dnb.d-nb.de abrufbar.

Springer VS

Gedruckt auf säurefreiem und chlorfrei gebleichtem Papier

Springer VS ist Teil von Springer Nature
Die eingetragene Gesellschaft ist Springer Fachmedien Wiesbaden GmbH
Die Anschrift der Gesellschaft ist: Abraham-Lincoln-Str. 46, 65189 Wiesbaden, Germany

Inhalt

Vorwort

Das vorliegende Buch geht auf eine Expertise im Auftrag des Bundesamts für Gesundheit der Schweizerischen Eidgenossenschaft zurück. In der Schweiz wurde das geltende Fortpflanzungsmedizingesetz (FMedG) in den letzten Jahren revidiert. Als wichtigste Änderung soll in Zukunft die Präimplantationsdiagnostik zugelassen werden. Um mögliche Folgen und Auswirkungen dieser Gesetzesänderung zu untersuchen, gab das Bundesamt Ende 2015 – neben ethischen und rechtsphilosophischen Gutachten – eine Expertise zu den gesellschaftlichen Implikationen der Präimplantationsdiagnostik in Auftrag. Dieses sozialwissenschaftliche Gutachten wurde im November 2016 fertiggestellt und dem Bundesamt übergeben.

Die darin beschriebenen Entwicklungstendenzen und Dynamiken sind keineswegs auf die Schweiz beschränkt, sondern spiegeln die Ergebnisse der internationalen wissenschaftlichen Auseinandersetzung mit den vielfältigen Aneignungs- und Anwendungskontexten der Präimplantationsdiagnostik wider. Da diese Thematik von großer gesellschaftspolitischer Relevanz und eng mit ethischen und religiösen Fragestellungen verknüpft ist, haben wir uns entschlossen, den Inhalt des Gutachtens in einer Buchpublikation einem größeren Publikum verfügbar zu machen.

Wir danken den Teilnehmer_innen des Forschungskolloquiums „Biotechnologie, Natur und Gesellschaft“ am Fachbereich Gesellschaftswissenschaften der Goethe-Universität Frankfurt am Main sowie Sarah Dionisius, Susanne Schultz und Peter Wehling für wichtige Kommentare, Anmerkungen und Kritik. Darüber hinaus möchten wir uns bei Kathrin Zehnder und Matthias Till Bürgin vom Schweizerischen Amt für Gesundheit für die Initiative zu dem Gutachten und die konstruktive Zusammenarbeit bedanken. Schließlich danken wir Franziska von Verschuer für ihre Unterstützung bei der Formatierung und Fertigstellung des Manuskripts.

Frankfurt am Main im Dezember 2016 Thomas Lemke, Jonas Rüppel

Abkürzungsverzeichnis

Array-CGH:	Array comparative genomic hybridization (dt.: Microarray-basierte komparative genomische Hybridisierung)
BRCA:	Breast Cancer (dt.: Brustkrebs)
CF:	Cystische Fibrose
CRISPR-Cas9:	Clustered Regularly Interspaced Short Palindromic Repeats-Cas9
DNA:	Deoxyribonucleic Acid (dt.: Desoxyribonukleinsäure)
FISH:	Fluoreszenz-in-situ-Hybridisierung
HFEA:	Human Fertilization and Embryology Authority
HLA:	Human Leukocyte Antigen System (dt.: Humanes Leukozytenantigen-System)
IVF:	In-vitro-Fertilisation
OHS:	Ovarielles Hyperstimulationssyndrom
PCR:	Polymerase Chain Reaction (dt.: Polymerase-Kettenreaktion)
PID:	Präimplantationsdiagnostik
PGD:	Preimplantation Genetic Diagnosis (dt.: Präimplantationsdiagnostik)
PND:	Pränataldiagnostik
PGS:	Preimplantation Genetic Screening (dt.: Genetisches Präimplantations-Screening)

Einleitung

Die Präimplantationsdiagnostik (PID) ist seit Anfang der 1990er Jahre verfügbar. Ihre Besonderheit besteht darin, dass sie reproduktionsmedizinische und gendiagnostische Verfahren zusammenführt. Anders als bei der Pränataldiagnostik wird nicht der Fötus im Körper der Schwangeren untersucht; vielmehr werden im Rahmen einer In-vitro-Fertilisation (IVF) Mehrzeller außerhalb des weiblichen Körpers einer genetischen Analyse unterzogen und nur ‚unauffällige' Embryonen in die Gebärmutter transferiert.

Die Möglichkeit der Selektion von Embryonen betrachten viele Philosoph_innen und Bioethiker_innen als eine neue Form der Eugenik, die entscheidend über die pränataldiagnostische Option des Schwangerschaftsabbruchs bei einer diagnostizierten Behinderung oder Krankheit hinausgehe. So hat etwa Jürgen Habermas vor einer „eugenische(n) Programmierung wünschenswerter Eigenschaften und Dispositionen" gewarnt, die insofern moralisch verwerflich sei, als sie „die betroffene Person auf einen bestimmten Lebensplan festlegt" (Habermas 2002: 105). Auch Andreas Kuhlmann stellt in seiner Kritik der PID die entscheidende Differenz zum klassischen Repertoire der Pränataldiagnostik heraus:

> „Bei dieser können die Eltern immer nur nach eingetretener Schwangerschaft zu einem Kind Ja oder Nein sagen, ohne zu wissen, ob und wann es doch noch zur Geburt eines ‚erwünschten' Kindes kommen wird. Das neue Selektionsverfahren hingegen vereinigt negative und positive ‚Eugenik': Die Entscheidung, *einen* bestimmten Fötus *nicht* heranwachsen zu lassen, bedeutet nicht mehr den – vorläufigen oder endgültigen – Verzicht auf Fortpflanzung, sie ist vielmehr mit der Option für ein anderes, erwünschtes Kind unmittelbar verknüpft." (Kuhlmann 1999: 12; Hervorheb. im Orig.; vgl. auch Testart & Sèle 1995)

Die Frage der Eugenik hat die gesellschaftliche Debatte um Grundlagen und Folgen der PID dominiert, die zumeist in rechtlichen, philosophischen und bioethischen Termini geführt wird.[1] Zentrale Bezugspunkte der Auseinandersetzung waren bislang der moralische Status des Embryos und das Prinzip der

1 Zur Geschichte der Eugenik siehe Weingart et al. 1992; Kevles 1995; Paul 1998; Bashford & Levine 2010. Zum Verhältnis der klassischen Eugenik zu aktuellen Praktiken der Reproduktionsmedizin und Humangenetik siehe Lemke 2014: 38-53.

reproduktiven Autonomie der Frau bzw. des Paares.[2] Dabei standen normative Fragen im Vordergrund, während die konkreten Erfahrungen der unmittelbar Betroffenen sowie die komplexen gesellschaftlichen Aneignungs- und Anwendungskontexte der Technologie nur selten zur Grundlage der Analyse und Bewertung gemacht wurden.

Die vorliegende Expertise soll demgegenüber einen anderen Akzent setzen und zu einer empirisch fundierten und theoretisch informierten Analyse der vielfältigen gesellschaftlichen Implikationen der PID beitragen. Die in der PID zum Ausdruck kommende Selektions- und Präventionslogik wird dabei nicht mit einem bereits feststehenden Eugenikbegriff abgeglichen, sondern anhand von konkreten Gegenstandsfeldern und Problembereichen sowie auf Basis empirischer Studien analysiert, die den Einschätzungen und Erfahrungen von Menschen mit genetisch bedingten Behinderungen, Krankheiten und Krankheitsrisiken, von Anlageträger_innen rezessiv vererbter Erkrankungen sowie reproduktionsmedizinischen Expert_innen nachgehen. Das Ziel der Expertise ist eine strukturierte Zusammenfassung des sozialwissenschaftlichen Forschungsstands und eine Identifikation sozio-technischer Entwicklungstrends und -dynamiken, die auch umfassendere Transformationsprozesse in Gesundheitswesen und Gesellschaft einbezieht. Auf diese Weise soll ein Beitrag zu einer empirisch begründeten Einschätzung der gesellschaftlichen Implikationen der PID geleistet werden.

Um einen Überblick über den aktuellen sozialwissenschaftlichen Forschungsstand zu erhalten, haben wir zunächst eine systematische Recherche im *Web of Science* vorgenommen. Diese Recherche beschränkte sich nicht auf sozial- und geisteswissenschaftliche Zeitschriften, sondern umfasste den gesamten Datenbestand, um auch sozialwissenschaftlich relevante Publikationen aus medizinischen und naturwissenschaftlichen Fachzeitschriften einzubeziehen. Da die PID im Jahr 1990 erstmals erfolgreich durchgeführt wurde, erstreckte sich die Recherche auf alle deutsch- und englischsprachigen Zeitschriftenartikel, die zwischen 1990 und 2015 publiziert wurden und deren Titel, Abstract oder Schlagwörter auf eine inhaltliche Auseinandersetzung mit den gesellschaftlichen Implikationen der PID schließen ließen.[3]

In einem zweiten Schritt wurden alle Publikationen aus der Materialsammlung entfernt, die sich entweder auf medizinische bzw. naturwissenschaftlich-technische Aspekte der PID konzentrieren oder deren thematischer Schwerpunkt auf der Erörterung der ethischen, rechtlichen und religiösen

2 Beispiele für diese ethisch-philosophischen Debattenbeiträge sind King 1999; Lohmann 2003; Dolgin 2005; Wilkinson 2008; Ricci 2009; Appel 2012; Douglas & Devolder 2013.

3 Gesucht wurde nach den Schlagwörtern „social implications“, „social consequences“, „psychosocial“, „eugenics“ sowie „discourse“ jeweils in Verbindung mit „preimplantation genetic diagnosis“ bzw. „pre-implantation genetic diagnosis“.

Implikationen dieser Technologie liegt. Diese systematische Recherche ergab einen Textkorpus von insgesamt 78 Veröffentlichungen. Um darüber hinaus möglicherweise einschlägige Literatur zu identifizieren, haben wir weitere Datenbanken (EBSCO Discovery Service, ProQuest Central, JSTOR) sowie die Literaturverzeichnisse der bereits vorliegenden Publikationen konsultiert. Auf diese Weise konnten 40 weitere Veröffentlichungen mit dem gesuchten thematischen Zuschnitt ermittelt werden, sodass der Expertise insgesamt 118 wissenschaftliche Publikationen zugrunde liegen.

Die Auswertung des Textkorpus resultierte in einer Grobgliederung, welche die vorliegenden Studien hinsichtlich des gewählten Untersuchungsdesigns, des methodischen Zugangs sowie in Bezug auf die Auswahl der Studienteilnehmer_innen unterschied. Das Spektrum der eingesetzen Methoden empirischer Sozialforschung reicht von Fragebogenerhebungen und Meinungsumfragen bis hin zu Interviews und teilnehmender Beobachtung, wobei die meisten Studien einem quantitativen Forschungsparadigma folgen. Dabei lassen sich grob drei verschiedene Studiendesigns identifizieren. Die weitaus meisten Untersuchungen zielen auf die Erhebung von Einstellungen zu Einzelaspekten und Problemkomplexen der PID. Die Befragten stammen dabei entweder aus der Allgemeinbevölkerung oder die Studien fokussieren auf ein spezifisches Bevölkerungssegment, etwa medizinische Expert_innen oder Menschen, die selbst von genetisch bedingten Krankheiten betroffen sind. Die zweite und deutlich kleinere Gruppe besteht aus jenen Studien, die Erfahrungen von Menschen dokumentieren, die sich bereits einer PID unterzogen oder sich dazu entschlossen haben. Die dritte Gruppe ist die kleinste und umfasst nur sehr wenige empirische Untersuchungen, die Familiendynamiken und psychosoziale Prozesse nach einer erfolgreichen PID und der Geburt eines Kindes in den Blick nehmen.

Auf der Grundlage der Grobgliederung und der zielgerichteten Sichtung des Textmaterials haben wir ein Analyseraster erarbeitet, das ein inhaltliches Kategorienschema bereitstellte und eine fokussierte Lektüre erlaubte. Auf diese Weise wurde eine systematische Textbearbeitung gewährleistet und zugleich die notwendige Offenheit und Flexibilität des Auswertungsprozesses gesichert. Bei der Auswertung der einschlägigen Studien erwiesen sich drei Problemkomplexe für eine Einschätzung der gesellschaftlichen Implikationen der PID als besonders relevant. Zunächst ist zu beobachten, dass der Einsatz und die Verbreitung der PID mit einer Ausweitung des Indikationsspektrums auf immer mehr Krankheiten und Krankheitsrisiken einhergeht. Darüber hinaus wird die PID inzwischen auch zu Zwecken eingesetzt, die keinen Krankheitsbezug haben; das Selektionsinteresse zielt hier nicht auf die Vermeidung von krankheitsassoziierten Genvarianten, sondern auf die Hervorbringung sozial erwünschter Eigenschaften, wie etwa das genetische Geschlecht. Zweitens unterstreichen die Untersuchungsergebnisse der herangezogenen Studien die Gefahr, dass die PID zu einer Vertiefung sozialer Ungleichheiten und einer Verfestigung geschlechtlicher Asymmetrien beiträgt. Letzteres ergibt sich vor allem daraus, dass die für eine PID nötigen medizinischen Interventionen Frauen stärker als Männer physisch und psychisch belasten und dazu tendieren, die bereits bestehende geschlechtliche Arbeitsteilung zu reproduzieren. Im Mittelpunkt des dritten Problemkomplexes steht die Frage, inwieweit sich im Kontext der (möglichen) Nutzung der PID ein Wandel normativer Konzepte und institutioneller Erwartungen hin zur Vorstellung einer genetischen Reproduktionsverantwortung beobachten lässt. Dabei werden auch mögliche Folgewirkungen der PID für Menschen in den Blick genommen, die heute oder in Zukunft mit einer chronischen Krankheit oder Behinderung leben.[4]

Die Expertise hat den folgenden Aufbau. Das erste Kapitel enthält eine knappe Darstellung der technischen Voraussetzungen und medizinischen Bedeutung der PID. Die darauf folgenden Kapitel fassen den aktuellen empirisch-sozialwissenschaftlichen Forschungsstand strukturiert zusammen und versuchen einen Überblick über die identifizierten Problemkomplexe und Entwicklungstrends zu vermitteln. Das zweite Kapitel skizziert beobachtbare Expansions- und Transformationstendenzen des Indikationsspektrums der PID, während Kapitel drei die Gefahr einer Verfestigung geschlechtlicher Asymmetrien und sozialer Ungleichheiten durch den Einsatz der PID adressiert. Das vierte Kapitel geht den sich wandelnden Verantwortungszuweisungen und institutionellen Erwartungsmustern nach und untersucht mögliche diskriminierende und stigmatisierende Effekte des Untersuchungsverfahrens für Menschen mit Behinderungen und chronischen Krankheiten. Das fünfte Kapitel diskutiert weitere Determinanten und Kontextbedingungen zukünftiger Nutzungsmögichkeiten der PID. Es fokussiert auf medizinisch-technische Innovationen, die für eine sozialwissenschaftlich informierte Einschätzung möglicher Aneignungsformen und Entwicklungstendenzen der PID einzubeziehen sind. Das Schlusskapitel fasst die wichtigsten Ergebnisse der Expertise zusammen.

4 Eine ergänzende Bemerkung ist nötig, um ein mögliches Missverständnis zu vermeiden. Die von uns zusammengetragenen Studien stammen fast ausschließlich aus europäischen Staaten sowie den USA, Kanada, Australien und Israel. Ihre Ergebnisse müssen daher im Lichte dieser spezifischen kulturellen und historischen Kontexte gelesen werden, um die Vorstellung einer universell einsetzbaren Technologie zu vermeiden. Die PID kann demgegenüber eher als eine „globale Form" begriffen werden, die zwar das Potenzial zur De- und Rekontextualisierung besitzt, die jedoch nicht von den lokalen Aneignungspraktiken und Akzeptanzbedingungen zu trennen ist (vgl. Knecht et al. 2012: 16-22; siehe auch Haraway 1995).

1 Wissenschaftlich-technische Grundlagen und medizinische Bedeutung der PID

Die Präimplantationsdiagnostik ermöglicht die Untersuchung der genetischen Eigenschaften von menschlichen Embryonen und deren extrakorporale Selektion. Im Folgenden sollen die wissenschaftlich-technischen Grundlagen der PID skizziert und die medizinischen Aspekte des Verfahrens herausgearbeitet werden.

1.1 Technologische Voraussetzungen und verfahrenspraktische Aspekte

Die Präimplantationsdiagnostik kombiniert Verfahren assistierter Reproduktion mit der Analyse genetischer Informationen oder Chromosomenstrukturen. Nach einer extrakorporalen Befruchtung wird eine gendiagnostische Untersuchung durchgeführt, deren Ergebnis anschließend die Grundlage für die Entscheidung bildet, welche Embryonen in den Uterus übertragen werden. Da die PID somit die Durchführung einer In-vitro-Fertilisation (IVF) voraussetzt, kann diese als eine „technologische Plattform" der PID begriffen werden (Franklin 2013: 36-38).[5]

Die IVF beginnt in der Regel mit einer Hormonstimulation der Frau, um zum einen den zyklischen Eisprung zu unterdrücken und zum anderen die Reifung einer größeren Anzahl von Eizellen zu induzieren. Die reifen Eizellen werden anschließend mittels Follikelpunktion aus dem Eierstock entnommen und sind somit für eine extrakorporale Untersuchung sowie Befruchtung verfügbar. Die Fertilisation kann in einer Petrischale entweder durch spontanes Eindringen von Spermien in die Eizellen oder durch die direkte Injektion eines Spermiums erfolgen. Letzteres wird als Intrazytoplasmatische Spermieninjektion (ICSI) bezeichnet, ursprünglich eine Methode zur Behandlung männlicher Infertilität (siehe Ebner & Diedrich 2013; Kentenich et al. 2013).

Etwa 24 Stunden nach dem Eindringen des Spermiums in die Eizelle verschmelzen die ehemals getrennten Zellkerne und es beginnt ein Zyklus mehrfacher Zellteilungen. Die dabei entstehenden, kleineren Zellen werden als

5 Zur Geschichte und reproduktionsmedizinischen Bedeutung der IVF siehe Franklin 2013: 31-67.

Blastomeren bezeichnet und gelten bis zum Acht-Zell-Stadium als totipotent, d.h. sie könnten sich unter geeigneten Bedingungen zu einem eigenständigen Embryo weiterentwickeln.[6] Nach weiteren Zellteilungen bildet sich die sogenannte Blastozyste, die aus etwa 120 Zellen besteht und einen flüssigkeitsgefüllten Hohlraum (Blastozystenhöhle) aufweist. Während die äußeren Zellen (Trophoblast) dieser Zellblase an der späteren Entwicklung der Plazenta beteiligt sind, bildet sich der Embryo aus einer Zellmasse (Embryoblast) im Inneren des entstandenen Hohlraums. Bislang kann die Entwicklung des Embryos außerhalb des Uterus bis zum sechsten Tag erfolgen; anschließend ist jedoch dessen Transfer in den Uterus notwendig, um eine erfolgreiche Einnistung in die Gebärmutterschleimhaut und eine Weiterentwicklung des Embryos zu ermöglichen (vgl. Kühnel 2013: 296-300; Montag et al. 2013: 273-277; Sadler 2014: 78).

Die Entnahme der Zellen, die im Rahmen einer PID auf genetische Besonderheiten[7] untersucht werden, kann sowohl im Blastomeren- als auch im Blastozystenstadium erfolgen. Beide Varianten sind jedoch mit spezifischen Problemen und Unsicherheiten behaftet. So kann es bei einer Blastomerenbiopsie zu diagnostischen Fehlschlüssen kommen, da das Chromosomenbild der Blastomeren in etwa 40 Prozent der Fälle variiert. Aufgrund dieses als Mosaikbildung bezeichneten Phänomens kann also bei einem unauffälligen Befund nicht mit Sicherheit davon ausgegangen werden, dass auch bei den anderen Blastomeren keine Veränderungen der chromosomalen Struktur vorliegen. Da die von Mosaikbildung betroffenen Embryonen im Verlauf der weiteren Entwicklung häufig absterben, wird eine höhere diagnostische Präzision in späteren Stadien postuliert (Harper et al. 1995; Vanneste et al. 2009; Munné et al. 2016).[8] Die Blastozystenbiopsie, bei der dem weiter entwickelten Embryo mehrere Zellen aus dem Trophoblasten entnommen werden, ist hingegen mit dem Problem konfrontiert, dass die extrakorporale Entwicklung des Embryos bis zum Stadium der Blastozyste insgesamt seltener gelingt. Zudem steht nach einer Blastozystenbiopsie nur ein kurzer Zeitraum für die genetische Analyse und Embryonenselektion zur Verfügung, da der Embryo – wie oben dargestellt –

6 Noch vor der Verschmelzung der Zellkerne können die sogenannten Polkörper entnommen werden, die sich im Prozess der Reifeteilung am Rand der Eizelle gebildet haben und den mütterlichen (haploiden) Chromosomensatz enthalten. Im Rahmen einer Polkörperdiagnostik können diese ebenfalls einer chromosomalen oder genetischen Analyse unterzogen werden, um anschließend eine Selektion der Embryonen vorzunehmen. Dabei bleibt der väterliche Chromosomensatz jedoch unberücksichtigt. Die Polkörperdiagnostik bildet daher einen Sonderfall der PID (Montag et al. 2013: 274-276).

7 Genetische Besonderheiten umfassen dabei Veränderungen sowohl auf chromosomaler als auch im engeren Sinne (molekular-)genetischer Ebene.

8 Darüber hinaus liegen Hinweise auf eine Beeinträchtigung des Entwicklungspotenzials des Embryos nach einer Blastomerenbiopsie vor (vgl. Montag et al. 2013: 273 f.).

bisher spätestens am sechsten Tag in den Uterus transferiert werden muss (vgl. Montag et al. 2013: 273-277).[9]

1.2 Diagnostische Analysemethoden

Unabhängig vom Entwicklungsstadium, in dem die embryonalen Zellen entnommen werden, stehen gegenwärtig mehrere diagnostische Verfahren zur Verfügung. Zu unterscheiden ist zunächst zwischen zytogenetischen und molekulargenetischen Untersuchungen. Während zytogenetische Verfahren ausschließlich zur Diagnostik chromosomaler Besonderheiten dienen, können molekulargenetische Analysen darüber hinaus Variationen auf Ebene einzelner Gene und Gensequenzen feststellen.[10] Welches Verfahren jeweils zum Einsatz kommt, hängt von der Indikation und dem Ziel der PID ab.[11]

Die verfügbaren Analysemethoden basieren insbesondere auf zwei etablierten Verfahren. Das erste stellt die Fluoreszenz-in-situ-Hybridisierung (FISH) dar, die Chromosomen oder Chromosomenabschnitte durch den Einsatz von fluoreszenzmarkierten DNA-Sonden – einsträngigen Neukleotidsequenzen, die sich an komplementäre DNA-Stränge binden – unter mikroskopischer Analyse sichtbar macht. Auf diese Weise können Aneuploidien und Chromosomentranslokationen[12] diagnostiziert sowie die genetischen Geschlechtsmerkmale des Embryos bestimmt werden. Das zweite Verfahren ist die Polymerase-Ketten-Reaktion (PCR). Die PCR ist ein molekulargenetisches Verfah-

9 Derzeit wird an technischen Verfahren geforscht, die eine längere extrakorporale Entwicklung des Embryos ermöglichen sollen (siehe z.B. Deglincerti et al. 2016), sodass sich der für genetische Analysen zur Verfügung stehende Zeitraum zukünftig vergrößern könnte.

10 Zusätzlich zur chromosomalen und genetischen Analyse wird auch eine morphologische Bewertung des Embryos vorgenommen (Deutscher Ethikrat 2011: 54; Beyer & Diedrich 2013).

11 Häufig wird die Präimplantationsdiagnostik von einem Genetischen Präimplantations-Screening (Preimplantation Genetic Screening, PGS) unterschieden. Während Erstere eine medizinische Indikation voraussetzt (wie z.B. der Verdacht auf eine monogenetische Erkrankung oder das erhöhte Risiko einer Fehlgeburt), fehlt bei Letzterem eine spezifische Indikation (vgl. Montag et al. 2013: 270-272). Eine solche Unterscheidung ist jedoch keineswegs immer eindeutig zu treffen und bleibt regelmäßig an medizinische und soziale Aushandlungsprozesse gebunden (siehe hierzu Kapitel 2).

12 Aneuploidien sind Abweichungen auf Ebene der Chromosomenzahl; es handelt sich somit um eine numerische Chromosomenaberration. Translokationen sind strukturelle Chromosomenaberrationen, bei denen sich einzelne Chromosomenabschnitte entweder an anderen Stellen befinden oder gänzlich fehlen. Unterschieden wird zwischen balancierten und unbalancierten Translokationen. Während bei balancierten Translokationen die Gesamtmenge des Erbmaterials unverändert ist und keine phänotypischen Auswirkungen zu erwarten sind, ist dies bei unbalancierten Translokationen nicht der Fall (siehe Schaaf & Zschocke 2013: 177-192).

ren, das Desoxyribonukleinsäure (DNA) exponentiell vervielfältigt und auf diese Weise nicht nur einzelne Gene, sondern sogar spezifische Genabschnitte analysieren kann. Sie wird zur Diagnostik spezifischer genetischer Mutationen eingesetzt (Deutscher Ethikrat 2011: 20-22; Montag et al. 2013: 277-280).

In den letzten Jahren haben darüber hinaus diagnostische Verfahren an Bedeutung gewonnen, die auf der DNA-Chip-/Microarray-Technologie aufbauen. Dabei handelt es sich um Plastik- oder Nylonplättchen, die mit fluoreszenzmarkierten Gensonden versehen sind, an welche sich die untersuchten und zuvor ebenfalls fluoreszenzmarkierten DNA-Sequenzen komplementär binden. Durch eine Analyse farblicher Veränderungen ist sodann eine schnelle und kostengünstige Analyse des gesamten Genoms möglich. Im Kontext der PID dienen DNA-Chips sowohl zur Diagnostik von Aneuploidien als auch von Genvarianten auf Ebene einzelner Nukleotide. Von besonderer Relevanz ist die sogenannte Microarray-basierte komparative genomische Hybridisierung (Array-CGH), die einen Abgleich des Chromosomensatzes der untersuchten Zelle mit dem einer anderen ermöglicht, deren ‚normales' Chromosomenbild bekannt ist. Im Gegensatz zur FISH-Technik werden dabei grundsätzlich alle Chromosomen in den Blick genommen, sodass nach der Durchführung einer Array-CGH nicht nur Informationen über spezifische, sondern potenziell über alle Aneuploidien des Embryos vorliegen. Die Folge ist eine mögliche Überschussinformation, die weitere soziale, ethische und rechtliche Fragen aufwirft (siehe Deutscher Ethikrat 2011: 140-144).

1.3 Medizinische Neben- und Folgewirkungen der PID

Die Durchführung einer PID ist sowohl für die behandelte Frau als auch das möglicherweise entstehende Kind mit gesundheitlichen Risiken verbunden. Eine wesentliche Gefahrenquelle für erstere stellt die hormonelle Stimulation dar, die im Rahmen der IVF notwendig ist und zu einem ovariellen Hyperstimulations-Syndrom (OHS) führen kann. Dieses Syndrom umfasst u.a. Wasseransammlungen im Bauchraum, Blutdruck- und Blutdichteveränderungen sowie eine Vergrößerung der Eierstöcke und kann im schlimmsten Fall lebensbedrohlich sein (Bündgen et al. 2013: 40). Die Angaben zur Häufigkeit des OHS variieren erheblich. Dem Deutschen IVF-Register folgend kam es im Jahr 2014 in 0,27 Prozent der IVF-Behandlungen zu einer schweren Form dieses Syndroms (Deutsches IVF-Register 2015: 37).

Aus medizinischer Sicht ist auch der gleichzeitige Transfer mehrerer Embryonen in den Uterus bedenklich. Dieses Vorgehen erhöht zwar die Erfolgswahrscheinlichkeit der IVF-Behandlung, steigert jedoch zugleich die Wahrscheinlichkeit von Mehrlingsschwangerschaften. Während die Mehrlingsrate bei ‚spontaner' Zeugung mit ca. 1,2 Prozent angegeben wird, kam es etwa im Jahr 2013 in 24,45 Prozent der in Deutschland erfolgreich durchgeführten IVF/ICSI-Behandlungen zu einer Zwillings- und in 0,9 Prozent der Fälle zu einer Drillingsschwangerschaft (DIR 2015: 17; vgl. auch Schröer & Weichert 2013: 334-336). Für die schwangere Frau gehen derartige Mehrlingsschwangerschaften u.a. mit höheren Risiken für Bluthochdruck, postpartale Nachblutungen und psychische Belastungen einher; die zukünftigen Kinder sind darüber hinaus häufiger von Frühgeburten, einem niedrigeren Geburtsgewicht und einer insgesamt höheren neonatalen Morbidität betroffen (vgl. Krampl-Bettelheim 2011; Bündgen et al. 2013: 39-40).[13]

Unter psychosozialen Gesichtspunkten ist bislang weitgehend unklar, wie sich die im Zuge einer PID-Behandlung geborenen Kinder nach der Geburt weiterentwickeln.[14] Nur wenige Studien sind bislang der Frage nachgegangen, wie die Kinder in die Familie integriert werden und mit welchen psychosozialen Problemen diese im Unterschied zu anderen per IVF oder ‚spontan' gezeugten Kindern konfrontiert sind. Die bislang vorliegenden Studien, die allesamt auf Kinder im Vorschulalter fokussieren, konnten keine Besonderheiten in der emotionalen oder sozialen Entwicklung feststellen (Banerjee et al. 2008; Nekkebroeck et al. 2008; Thomaidis et al. 2012; Winter et al. 2015).

13 Zum gesundheitlichen Schutz der schwangeren Frau und der zukünftigen Kinder werden in der Bundesrepublik Deutschland in etwa 2,6 Prozent der Mehrlingsschwangerschaften nach einer assistierten Reproduktion ein oder mehrere Föten im Uterus getötet (Schröer & Weichert 2013: 335).

14 Was die körperliche Entwicklung angeht, so konnten in einer ersten Studie keine bedeutsamen gesundheitlichen Differenzen zwischen Kindern, die mittels IVF gezeugt wurden, und einer Kontrollgruppe festgestellt werden. Die im Rahmen einer IVF-Behandlung gezeugten Kinder zeigten nur ein geringeres durchschnittliches Geburtsgewicht und wurden in der Regel etwas früher geboren (Banerjee et al. 2008). Es gibt neuere Hinweise auf die Bedeutung epigenetischer Faktoren für die Bewertung der IVF, fundierte Erkenntnisse liegen diesbezüglich jedoch noch nicht vor (siehe Winter et al. 2015: 1123 für den aktuellen Stand der Diskussion).

2 Ausweitung des medizinischen Indikationsspektrums und Entstehung neuer Einsatzfelder

Nach der ersten erfolgreichen Durchführung einer PID bei menschlichen Embryonen im Jahr 1990 wurde dieses technologische Verfahren ausschließlich für eine eng definierte Anzahl von nicht behandelbaren und schweren Erkrankungen zugelassen. In den vergangenen 25 Jahren ist immer häufiger die Frage aufgeworfen worden, ob eine solche strikte Begrenzung dauerhaft möglich oder überhaupt sinnvoll sei. In der medizinischen Praxis ist eine schrittweise Ausdehnung des Indikationsspektrums über die zunächst anvisierten unbehandelbaren schweren Erkrankungen hinaus zu beobachten. Zudem wurde deutlich, dass auch nicht-medizinische Beweggründe und Handlungslogiken bei der Entscheidung über den Einsatz der PID eine Rolle spielen können. Diese gleichzeitige Erweiterung des zunächst vorgesehenen medizinischen Interventionsraums und die Verschiebung der Begründungsformen und Einsatzbereiche soll hier genauer anhand der Ergebnisse empirischer Studien dargestellt werden.[15]

2.1 Expansion des Indikationsrahmens

Im öffentlichen Diskurs wurde die PID in den 1990er Jahren zunächst als ein Verfahren diskutiert, das die Vererbung schwerer und nicht behandelbarer monogenetischer Erkrankungen und Chromosomenstörungen vermeiden sollte. In zahlreichen europäischen Staaten war ihr Einsatz daher zunächst auf diese Erkrankungen begrenzt (z.B. Dänemark, Frankreich, Großbritannien) oder gänzlich verboten (z.B. Österreich, Schweiz).[16] Bei dieser strikten Begrenzung des

15 In diesem Kapitel fokussieren wir auf die gesellschaftlichen Entwicklungstrends, die zu einer Ausweitung der PID-Anwendungen führen (könnten). Die technologische Dynamik, die es erlaubt, eine immer größere Zahl von genetischen Variationen oder Krankheitsrisiken zu diagnostizieren, ist Gegenstand des fünften Kapitels.

16 Im Jahr 2008 unterschied Byk (2008) zwischen drei Regulationsweisen der PID in europäischen Staaten: 1) einem „prohibitive approach“, der den Einsatz der PID prinzipiell verbietet (Italien und – zum damaligen Zeitpunkt – Deutschland und Österreich); 2) einem „restrictive regulatory approach“, der die PID zumeist auf schwere Erkrankungen beschränkt (z.B. Spanien, Portugal), teilweise jedoch auch die HLA-Typisierung zulässt (u.a. Norwegen,

Indikationsspektrums blieb es jedoch nicht. Inzwischen wird die PID in einigen Staaten auch angewendet, um Embryonen zu identifizieren und vom Transfer in die Gebärmutter auszuschließen, die eine genetische Veranlagung für nicht tödlich verlaufende und/oder behandelbare Krankheiten besitzen. Weitere Schritte der Ausweitung bestehen in der Anwendung der PID bei (in der Regel) spätmanifestierenden Erkrankungen, bei denen sich lediglich mehr oder weniger große Eintrittswahrscheinlichkeiten bestimmen lassen, es aber letztlich ungewiss bleibt, ob die Krankheit überhaupt auftritt (Wang & Hui 2009), sowie bei der Diagnose genetischer Besonderheiten, die regelmäßig als Behinderung begriffen werden (wie etwa genetisch bedingte Gehörlosigkeit).[17]

Besonders eindrucksvoll lässt sich diese Expansionstendenz am Beispiel Großbritanniens aufzeigen, wo die *Human Fertilization and Embryology Authority* (HFEA) den Einsatz der PID reguliert und kontrolliert (vgl. Nippert 2006: 50-84). In den von der Behörde erlassenen Richtlinien aus dem Jahr 2002 wurde die PID in Übereinstimmung mit dem älteren *Human Fertilization and Embryology Act* (1990) auf schwerwiegende Erkrankungen und chromosomale Störungen begrenzt (vgl. Deutscher Ethikrat 2011: 77).[18] Bereits ein Jahr später wies die Behörde jedoch darauf hin, dass die Schwere einer Erkrankung nicht anhand ‚objektiver' Kriterien bestimmt werden könne, sondern Gegenstand von Aushandlungsprozessen sei.[19] Seit dem Jahr 2009 sind alle Erkrankungen, deren prädiktive Untersuchung in Großbritannien im Rahmen einer PID zulässig ist, auf der Website der HFEA veröffentlicht. Inzwischen umfasst diese Liste genetische Tests für etwa 400 Erkrankungen.[20] Darunter finden sich auch mehrere spätmanifestierende und/oder behandelbare Erkrankungen, wie etwa erblicher Darmkrebs (FAP) und die Phenylketonurie (PKU), eine genetisch bedingte Stoffwechselstörung, die durch eine spezielle Diät gut behandelbar ist, sowie genetische Dispositionen, deren Penetranz deutlich unter 100 Prozent liegt (z.B. erblicher Brust- und Eierstockkrebs; siehe Ormondroyd et al. 2012: 4 f.).

Dänemark, Frankreich) und 3) einem „moderate liberal approach", bei dem etwa auch eine Testung auf genetische Krebsrisiken erlaubt ist (z.B. Großbritannien, Niederlande; siehe auch Nippert 2006). Diese regulatorischen Differenzen haben zu einer ‚medizinischen Migration' zwischen europäischen Staaten geführt (z.B. Pennings et al. 2009; Shenfield et al. 2010).

17 Zum Einsatz der PID im Falle genetisch bedingter Gehörlosigkeit siehe auch Kapitel 4.

18 Daneben war sie auch bei geschlechtschromosomen-gebundenen Erkrankungen zur Geschlechtswahl und unter bestimmten Voraussetzungen zur HLA-Typisierung zugelassen (vgl. Deutscher Ethikrat 2011: 77).

19 „It is expected that PGD [preimplantation genetic diagnosis] will be available only where there is a significant risk of a serious genetic condition being present in the embryo. […] The seriousness of the condition is expected to be a matter for discussion between the people seeking treatment and the clinical team." (HFEA Guide CH(03)04; http://www.hfea.gov.uk/2686.html; zuletzt abgerufen am 04.05.2016)

20 Die Liste findet sich auf folgender Website: http://guide.hfea.gov.uk/pgd/ (zuletzt abgerufen am 04.05.2016).

Vor dem Hintergrund dieses Ausweitungsprozesses untersuchen sozialwissenschaftliche Studien, ob und ggf. wie die Einstellung der Bevölkerung zu diesen unterschiedlichen Anwendungsfeldern und Einsatzbereichen der PID variiert. Im Jahr 2003 hat eine Arbeitsgruppe an der Universität Leipzig die Einstellung der deutschen Allgemeinbevölkerung zur PID mittels einer repräsentativen Umfrage (N=2110) erfasst (siehe Meister et al. 2005; Finck et al. 2006). Die Mehrheit der Befragten sprach sich für eine Legalisierung dieser zum damaligen Zeitpunkt noch verbotenen Reproduktionstechnologie zu medizinischen Zwecken aus. So votierten etwa 76 Prozent für eine Zulassung im Falle von Erkrankungen, die im ersten Lebensjahr zum Tod führen (Meister et al. 2005: 234.). Borkenhagen et al. (2007) führten eine weitere Studie in Deutschland durch, wobei sie auf heterosexuelle Paare fokussierten, die zum Zeitpunkt der Befragung in einer deutschen Klinik in reproduktionsmedizinischer Behandlung waren (N=265 Paare). Fast alle befragten Männer und Frauen befürworteten generell die Legalisierung der PID (ebd.: 2053). Die Zustimmungswerte fielen jedoch in beiden Studien deutlich ab, wenn explizit nach dem Einsatz der PID für spätmanifestierende Krebserkrankungen gefragt wurde. 40 Prozent der befragten Personen in der repräsentativen Untersuchung der Universität Leipzig (Meister et al. 2005: 235) und 49 Prozent der sich in reproduktionsmedizinischer Behandlung befindlichen Paare (Borkenhagen et al. 2007: 2053) befürworteten den Einsatz der PID zu diesem Zweck.

Neben Erhebungen, die die Einstellung der Gesamtbevölkerung zur PID ermitteln, existieren Studien, die untersuchen, wie Personen, die selbst von genetischen Krebsrisiken betroffen sind, die Einsatzmöglichkeiten und den Nutzen dieses selektiven Verfahrens einschätzen. Eine Metaanalyse von Quinn et al. (2012) identifizierte dreizehn einschlägige Untersuchungen, wobei die meisten Studien Frauen mit einem erhöhten Risiko für erblichen Brust- und Eierstockkrebs adressierten. Der systematische Überblick über die herangezogenen Studien zeigt, dass die Mehrheit der Betroffenen zwar prinzipiell die Möglichkeit der PID befürwortet, das Verfahren jedoch nicht selbst in Anspruch nehmen möchte (ebd.: 195 f.). Dieses Ergebnis deckt sich mit den Resultaten einer US-amerikanischen Fragebogenstudie (Rich et al. 2014), die Einstellungen von Personen mit einem genetischen Risiko für eine Krebserkrankung untersuchte.[21] Zwar waren 72 Prozent der Befragten (N=370) der Auffassung, dass Paaren mit Kinderwunsch bei einem hereditären Krebsrisiko die Möglichkeit der PID eröffnet werden sollte; nur 43 Prozent gaben jedoch an, die Durchführung dieses Verfahrens selbst in Erwägung ziehen zu wollen.

21 Befragt wurden Personen mit einem Risiko für Brust- und Eierstockkrebs, das Lynch-Syndrom, Multiple Endokrine Neoplasien oder Familiäre Adenomantöse Polyposis.

In einigen Studien fällt die Zustimmung noch verhaltener aus. So äußerte sich die Mehrheit (68 Prozent) der Befragten in einem qualitativen Online-Survey, das die Einstellung US-amerikanischer Frauen untersucht, die selbst von Brust- und Eierstockkrebs betroffen waren oder eine entsprechende Familiengeschichte aufwiesen (N=447), ablehnend gegenüber der Nutzung der PID zur Vermeidung genetisch bedingter Krebserkrankungen durch andere Personen (Quinn et al. 2009a). Nur 33 Prozent der Befragten konnten sich vorstellen, das Verfahren mit dieser Zielsetzung selbst zu nutzen (siehe auch Quinn et al. 2009b). Die in den Niederlanden durchgeführte Fragebogenuntersuchung von Lammens et al. (2009) dokumentiert die Einstellung von Menschen aus Familien, die ein hohes genetisches Risiko für das Hippel-Lindau- oder das Li-Fraumeni-Syndrom aufweisen, sowie die Meinung von deren Lebenspartner_innen (N=179). Nur 35 Prozent der betroffenen Personen artikulierten eine positive Einstellung gegenüber der Möglichkeit einer PID; 38 Prozent lehnten ihre Durchführung grundsätzlich ab. Bemerkenswert ist jedoch, dass fast die Hälfte (48 Prozent) der Personen mit Kinderwunsch die Inanspruchnahme einer PID in Betracht zog. Ein ähnliches Bild zeigte sich auch bei der Befragung ihrer Lebenspartner_innen, von denen sich etwa ein Drittel für die Durchführung einer PID aussprach.[22]

Insgesamt zeigen die Studien, dass die skizzierten Expansionstendenzen und die Erweiterung des Indikationsspektrums auf spätmanifestierende und/oder behandelbare Erkrankungen von einem geringeren Anteil der Gesamtbevölkerung getragen wird als der Einsatz der PID im Falle schwerer oder zum Tod führender Erkrankungen, die mit großer Wahrscheinlichkeit auftreten. Die Studienteilnehmer_innen, die von genetischen Krankheitsrisiken mit geringerer Penetranz unmittelbar betroffen sind, wenden sich nicht generell gegen

22 Ähnliche Zustimmungswerte gegenüber dem Einsatz einer PID finden sich auch in einer weiteren niederländischen Untersuchung (Douma et al. 2010), in der die Einstellung von Personen (N=525) mittels eines Fragebogens erhoben wurde, in deren Familie Familiäre Adenomatöse Polyposis aufgetreten war („FAP families“). Eine andere Studie (Rubin et al. 2014) hat nicht nur die Einstellung von Personen mit einem genetischen Krebsrisiko untersucht, sondern ist den Erfahrungen und Entscheidungsprozessen betroffener Personen mittels qualitativer Interviews detailliert nachgegangen. Befragt wurden 38 Frauen, die entweder über ein Krebszentrum oder eine reproduktionsmedizinische Klinik in den USA rekrutiert wurden und um ihr genetisches Risiko für erblichen Brust- und Eierstockkrebs (BRCA 1/2) wussten. Dabei zeigte sich, dass die individuellen Entscheidungsprozesse nicht ohne die spezifischen familiären Dynamiken, den Einfluss von Expert_innen und kontextuelle Faktoren (wie etwa die Kosten der Behandlung) verstanden werden können. Von herausragender Bedeutung waren etwa Konflikte, die sich zwischen den Paaren und Familienmitgliedern um den ‚richtigen Weg‘ entzündeten. Zukünftige Forschung solle sich daher – so das Fazit der Autor_innen – weniger auf abstrakte Einstellungsmessungen konzentrieren, als den Rahmenbedingungen dieser Prozesse nachgehen (zur Bedeutung der Aufklärung durch Expert_innen siehe Hurley et al. 2012; zur Komplexität derartiger Entscheidungsprozesse siehe Brüninghaus 2011; Heyen 2011).

die skizzierte Ausweitung des Anwendungsspektrums auf ‚ihre' Erkrankungen; allerdings erwägt nur ein relativ kleiner Teil der Befragten, die PID selbst in Anspruch zu nehmen.

Eine weitere Ausweitung des Indikationsspektrums besteht darin, auch solche Embryonen vom Transfer in den Uterus auszuschließen, die Anlageträger_innen einer rezessiv vererbten Erkrankung sind. Sollten sich diese Embryonen weiterentwickeln, würden die zukünftigen Menschen in ihrem Leben nicht selbst an der fraglichen Krankheit leiden; es besteht jedoch ein statistisches Erkrankungsrisiko von 25 Prozent für die potenziellen Kinder dieser Anlageträger_innen, falls deren zukünftige_r Partner_in ebenfalls die genetische Anlage für diese Erkrankung aufweist. In einer australischen Fragebogen-Studie (Katz et al. 2002) wurden Patient_innen reproduktionsmedizinischer Kliniken (N=121) gefragt, ob sie die Übertragung eines Embryos akzeptieren würden, der eine solche genetische Variation aufweist. Dabei wurde zwischen drei Gruppen unterschieden: (1) Ein Teil der Befragten ließ eine PID durchführen, um eine spezifische monogenetische Erkrankung zu detektieren (N=41). (2) Eine zweite Gruppe bestand aus Paaren, die den Embryo nicht auf eine spezifische monogenetische Erkrankung testen lassen, sondern ein Aneuploidie-Screening in Anspruch nehmen wollten (N=48). In diesen Fällen wurde der Embryo also ohne eine spezifische medizinische Indikation auf Abweichungen in der Chromosomenanzahl ‚gescreent'. (3) Als Kontrollgruppe dienten Personen, die gerade einen ersten IVF-Zyklus begonnen hatten (N=32). In der Untersuchung wurde deutlich, dass nur eine kleine Minderheit der Kontrollgruppe (22 Prozent) sowie der Nutzer_innen des Aneuploidie-Screenings (8 Prozent) die Übertragung eines „healthy carriers" akzeptieren würde. Ein anderes Bild zeigte sich interessanterweise jedoch bei jenen Personen, die eine PID zur Detektion einer spezifischen monogenetischen Erkrankung in Anspruch nahmen. Eine Mehrheit dieser Gruppe (63 Prozent) gab an, dass sie einen solchen Embryo nicht vom Transfer ausschließen würden (ebd.: 1119). Die Autor_innen schlagen folgende Erklärungen für diese bemerkenswerten Differenzen zwischen den Gruppen vor. Zum einen sei es möglich, dass Menschen, die bislang keine Erfahrungen mit genetisch bedingten Krankheiten oder Krankheitsrisiken gemacht haben, nicht über ein ausreichendes medizinisches Wissen verfügen, um die gesundheitlichen Implikationen des Anlageträger_innenstatus korrekt einzuschätzen. Zum anderen könnte die beobachtete Differenz auch darauf zurückzuführen sein, dass die Selektionsentscheidungen dieser Personen – im Gegensatz zu denen direkt Betroffener – weniger auf die Vermeidung konkreten Leidens als vielmehr auf den Ausschluss scheinbar ‚anormaler Gene' („abnormal genes") zielen (ebd.: 1121). Da die Hälfte der ersten Gruppe entweder selbst an der fraglichen monogenetischen Krankheit litt oder Anlageträger_in derselben war, ist die Selektion dieser Embryonen auch mit einem Werturteil über sie selbst verbunden. Auch dies könnte die deutlich größere Akzeptanz eines „healthy carriers" in dieser Gruppe erklären (ebd.).

2.2 Rettungsgeschwister und HLA-Typisierung

Neben den skizzierten Prozessen der Ausweitung des Indikationsspektrums ist ein weiteres medizinisches Anwendungsfeld der PID entstanden, das sich von den oben genannten Einsatzgebieten fundamental unterscheidet: die Auswahl sogenannter ‚Helferbabys' oder ‚Rettungsgeschwister' („savior sibling"/ „survivor sibling"), die später als Organ- und Gewebespender_innen eines anderen Menschen dienen könnten. In diesen Fällen ist also nicht die Gesundheit des zukünftigen Kindes, sondern dessen medizinischer Einsatz für einen anderen, bereits geborenen Menschen das entscheidende Kriterium für die Auswahl des Embryos. Grundlage der extrakorporalen Selektion ist in diesem Fall die präimplantative Bestimmung von Merkmalen des sogenannten humanen Leukozyten-Antigen-Systems (HLA-Systems). Eine Übereinstimmung dieser Merkmale zwischen Empfänger_in und Spender_in ist notwendig, um die Gefahr einer Abstoßungsreaktion nach der Transplantation von Organen und Geweben zu vermindern. Werden im Rahmen einer PID nur jene Embryonen übertragen, welche die passenden HLA-Merkmale aufweisen, können nach der Geburt des Kindes z.B. Stammzellen aus dem Nabelschnurblut zur Therapie eines an Leukämie erkrankten Geschwisters genutzt werden (siehe z.B. Rechitsky et al. 2004).

Um die quantitative Bedeutung dieses Anwendungsgebiets der PID einschätzen zu können, sind die Daten der *European Society of Human Reproduction and Embryology* (*ESHRE*) unverzichtbar, einer reproduktionsmedizinischen und embryologischen Fachgesellschaft, die seit 1997 Informationen zur Nutzung der PID erhebt und Richtlinien für deren Durchführung erarbeitet.[23] Die Berichte des *ESHRE PGD Consortium* dokumentieren bislang 174 PID-

23 Mitglieder der ESHRE sind fast 60 reproduktionsmedizinische Zentren, die ihre Daten zur zentralen Auswertung an die Fachgesellschaft weiterleiten. Ein Großteil dieser Kliniken hat ihren Sitz in Europa und den USA, es befinden sich jedoch Einrichtungen aus allen Kontinenten darunter (vgl. Harper et al. 2012: 235-237) Siehe auch: https://www.eshre.eu/Data-collection-and-research/Consortia/PGD-Consortium/Statutes-of-the-ESHRE-PGD-Consortium.aspx (zuletzt abgerufen am 09.05.2016). Rechtlich zulässig ist die HLA-Typisierung unter spezifischen Voraussetzungen u.a. in Frankreich, Dänemark, Großbritannien und den USA (siehe z.B. Soini 2007: 318).

Zyklen, die ausschließlich zum Zweck der HLA-Typisierung durchgeführt wurden (de Rycke et al. 2015: 10 f.).[24]

Der Einsatz der PID zum Zweck der HLA-Typisierung wird sowohl in der wissenschaftlichen Literatur als auch im öffentlichen Diskurs kontrovers diskutiert. Borkenhagen et al. (2007) gingen in ihrer oben erwähnten Studie daher auch den Einstellungen der befragten Paare gegenüber diesem Anwendungsbereich der PID nach. 60 Prozent der Studienteilnehmer_innen, die sich zum Zeitpunkt der Untersuchung in reproduktionsmedizinischer Behandlung befanden, sprachen sich für eine Legalisierung der PID zum Zweck der Selektion von ‚Rettungsgeschwistern' aus. Diese hohe und pauschalisierte Zustimmung wird jedoch durch die Ergebnisse qualitativer Studien deutlich relativiert. Ein differenzierteres Bild zeigte sich etwa in einer US-amerikanischen Studie (Kafoglou et al. 2005), die die Perspektive (potenzieller) Nutzer_innen einerseits und reproduktionsmedizinischer Expert_innen andererseits mittels qualitativer Telefoninterviews beleuchtete. Auch in dieser Studie befürwortete eine Mehrheit der interviewten Personen prinzipiell die Anwendung der PID zum Zweck der HLA-Typisierung unter der Voraussetzung, dass das erkrankte Kind ohne eine Gewebespende sterben würde. Eine andere Tendenz zeigte sich jedoch, als ein konkretes Szenario geschildert wurde, in dem das gezeugte Kind zukünftig als Organspender_in (einer Niere) fungieren sollte. Während einige der Befragten die Durchführung einer PID auch unter diesen Umständen unterstützten, lehnten dies andere mit dem Verweis auf die gesundheitlichen Gefahren für das spendende Kind grundsätzlich ab. Die überwiegende Mehrheit der Befragten nahm in diesem Fall eine ambivalente Position ein. Der Anerkennung medizinischer Risiken für das ‚Helferkind' stand die Entschlossenheit gegenüber, das bedrohte Geschwisterkind um jeden Preis retten zu wollen. Einer der Interviewten brachte dies folgendermaßen auf den Punkt: „when you are losing a child, rationality goes out the window" (Kafoglou 2005: 492).[25]

Die normativen Ambivalenzen und gesellschaftlichen Implikationen dieses Anwendungsfeldes der PID sind Gegenstand des inzwischen verfilmten Buchs *My Sister's Keeper* von Jodi Picoult (2005). Darin wird die fiktive Lebensge-

24 Wenn hier und im Folgenden auf die Daten der ESHRE Bezug genommen wird, bildet die Bezugsgröße immer die Anzahl der PID-Zyklen, die mindestens das Stadium der Eizellentnahme erreichten.

25 Empirische Studien zu den psychosozialen Folgen für die zum Zweck der Organ- oder Gewebespende gezeugten Kinder, die Empfänger_innen sowie die dadurch hervorgerufene Familiendynamik liegen bislang nicht vor. Morgan et al. (2007: 250 f.) verweisen auf vereinzelte psychologische Untersuchungen, die auf geringeres Selbstbewusstsein bei ‚sibling donors' sowie auf Schuldgefühle nach einer missglückten Spende hindeuten. Untersucht wurden in diesen Fällen jedoch keine Spender_innen, die mittels PID gezeugt und nach einer HLA-Typisierung gezielt selektiert wurden, sondern Personen, die ihren Verwandten aufgrund einer ‚zufälligen' Passung der HLA-Merkmale Organe/Gewebe gespendet hatten.

schichte von Anna erzählt, einer jungen Frau, bei deren Zeugung eine HLA-Typisierung zum Einsatz kam. Nachdem die Protagonistin in ihrem Leben mehrfach organisches Material für ihre an Leukämie erkrankte Schwester spenden musste, versucht sie sich schließlich gegen diese Eingriffe zu wehren und das Recht über ihren Körper auf juristischem Wege einzuklagen. Raz et al. (2016) haben Rezensionen des Films aus Israel und Deutschland analysiert, um die normative Rahmung des Themas kulturvergleichend zu beleuchten.[26] Während die deutschen Rezensionen dem Film vorwarfen, die ethischen Fallstricke der HLA-Typisierung nicht ausreichend zu beleuchten, und argumentierten, dass die Protagonistin als Rohstoff- und Ersatzteillager instrumentalisiert werde, fand sich diese Kritik kaum in den israelischen Filmbesprechungen. In Übereinstimmung mit der vergleichsweise liberalen rechtlichen Regulierung in Israel hoben die Rezensent_innen die medizinische Bedeutung der HLA-Typisierung hervor und präsentierten diese als eine lebensrettende Technologie. Den Autor_innen zufolge korrespondiert diese unterschiedliche Bewertung der HLA-Typisierung im Kontext der PID mit differenten Familienkonzeptionen und Ethikvorstellungen: Während Familienmitglieder in Deutschland primär als Personen mit individuellen Rechten adressiert würden, werde die Familie in Israel vorwiegend als ein „unified body of members with similiar interests" (ebd.: 13) begriffen. Im Vordergrund stehe weniger die individuelle Autonomie und das Recht über den eigenen Körper als vielmehr das Überleben einer als integrale Einheit imaginierten Familie.[27]

2.3 PID als Kinderwunschmedizin: Verbesserung der Erfolgsraten der IVF

Die bislang beschriebenen Expansionstendenzen der PID bewegen sich innerhalb eines im engeren Sinn medizinischen Rahmens, insofern die Gesundheit eines zukünftigen oder bereits lebenden Menschen das Kriterium der Embryo-

26 Neben den Rezensionen wurde auch miteinbezogen, wie diese Filmbesprechungen im Internet kommentiert wurden. Grundlage der Analyse waren darüber hinaus Unterrichtsmaterialien, die sich mit dem Film auseinandersetzten, sowie Interviews mit der Autorin des Buches und dem Regisseur des Films.

27 Damit knüpfen die Autor_innen an kulturvergleichende Studien der Soziologin Yael Hashiloni-Dolev und der genetischen Beraterin Shiri Shkedi (2007; 2010) an, die hegemoniale Narrative in medizinethischen und regulatorischen Debatten in Israel, Deutschland und Großbritannien herausarbeiteten. Sie konnten zeigen, dass sich der Gegenstand der ethischen Sorge jeweils unterschied: Standen psychologische und medizinische Risiken des zukünftigen Kindes im Vordergrund des britischen Diskurses, fokussierte die deutsche Debatte auf Verletzungen der individuellen Autonomie des zukünftigen Kindes sowie potenzielle Konflikte zwischen den Familienmitgliedern. Die Familie als Gruppe mit einheitlichen Interessen bildete hingegen den Bezugspunkt der Debatte in Israel.

nenselektion bildet. Daneben ist jedoch eine weitere Transformationsdynamik zu beobachten, die diesen Rahmen transzendiert: der Einsatz der PID zur Erhöhung der Erfolgschancen einer IVF. Die PID dient in diesem Fall als ein Screening-Instrument, dessen Anwendung gerade nicht durch eine spezifische medizinische Indikation begründet ist.

Die Erfolgswahrscheinlichkeit der IVF ist trotz großer medizinisch-wissenschaftlicher Forschungsbemühungen noch immer relativ gering. So liegt die Schwangerschaftsrate nach einer IVF-Behandlung gegenwärtig in Deutschland bei unter 30 Prozent. Berücksichtigt man darüber hinaus, dass es in weniger als 50 Prozent dieser Schwangerschaften letztlich auch zur Geburt eines Kindes kommt, wird deutlich, welche enormen physischen und psychischen Belastungen die betroffenen Paare bei einer IVF-Behandlung in Kauf nehmen müssen (siehe Deutsches IVF-Register 2015: 22). Zahlreiche Wissenschaftler_innen gehen davon aus, dass insbesondere bei älteren Frauen numerische Chromosomenaberrationen (Aneuploidien) für die relativ geringen Erfolgsraten des Verfahrens verantwortlich sind. Verwiesen wird etwa auf eine Studie von Verlinsky et al. (1999), die Aneuploidien in 43,1 Prozent der Eizellen von Frauen im Alter von über 35 Jahren (N=425) feststellten.[28] Bereits Anfang der 1990er Jahre wurde postuliert, dass die Erfolgsrate einer IVF bei dieser Personengruppe durch ein Aneuploidie-Screening wirksam erhöht werden könnte (vgl. Kollek 2000: 94-105). Inzwischen wird ein Großteil der PID-Behandlungen in Form eines solchen in Form eines solchen Genetischen Präimplantations-Screenings (Preimplantation Genetic Screening, PGS) durchgeführt. Folgt man erneut den Daten des ESHRE-Konsortiums lag deren Anteil an der Gesamtzahl der PID-Anwendungen zwischen 1997 und 2010 bei etwa 60 Prozent (Harper et al. 2012: 241 f.).[29] In Übereinstimmung mit der Hypothese, dass Aneuploidien insbesondere bei Frauen über 35 Jahren für die relativ geringe Erfolgsrate von IVF-Behandlungen verantwortlich sind, bildet das Lebensalter der Frau die häufigste Indikation eines solchen Screenings (vgl. de Rycke et al. 2015: 3-14; siehe auch Harper et al. 2010; Mastenbroek & Repping 2014).[30]

Der hohe Anteil der Aneuploidie-Screenings an der Gesamtzahl der PID-Behandlungen ist insofern erstaunlich, als begründeter wissenschaftlicher Zweifel besteht, ob ein solches Screening die Erfolgsrate der IVF tatsächlich zu erhöhen vermag (siehe Gianaroli et al. 2012: 1388 f.). Eine einschlägige Me-

28 Untersucht wurden die Chromosomen 13, 18 und 21.

29 Im letzten Bericht des Konsortiums (XIII.), der die Daten aus dem Jahr 2010 erfasst, lag der Anteil der Aneuploidie-Screenings bei etwa 52 Prozent aller PID-Zyklen, die das Stadium der Eizellentnahme erreichten (de Rycke et al. 2015: 3).

30 Im Jahr 2010 war dies bei 36 Prozent aller Aneuploidie-Screenings der Fall (de Rycke et al. 2015: 8). In den ersten zehn Jahren (1997-2007) galt das Alter der Frau sogar in fast 50 Prozent der Fälle als Indikation (Harper et al. 2012: 241). Als hoch gilt dabei ein Lebensalter von über 37 Jahren (vgl. Harper et al. 2010: 821).

taanlyse (Checa et al. 2009) kommt zu dem Schluss, dass eine Kombination von IVF und PID im Vergleich zur einfachen IVF nicht nur keine höheren, sondern sogar niedrigere Erfolgsraten aufweist (siehe auch Mastenbroek et al. 2007). Angesichts dieser Datenlage haben sich zahlreiche medizinische Fachgesellschaften wie etwa die *American Society for Reproductive Medicine* oder die *British Fertility Society* gegen ein solches Screening ausgesprochen (vgl. Harper et al. 2010: 822).

Dieser Position wird von Befürworter_innen des Screenings entgegengehalten, dass im Rahmen der in den Studien erfassten Verfahren (fast immer) eine Blastomerenbiopsie und eine FISH-Analyse zum Einsatz kamen, deren Genauigkeit aufgrund der hohen chromosomalen Mosaikbildungsrate jedoch äußerst eingeschränkt sei (siehe Kapitel 1.2). Die bisherigen Studienergebnisse würden dem Ziel, die Erfolgsrate der IVF mittels Aneuploidie-Screenings zu erhöhen, daher nicht prinzipiell widersprechen; sie seien vielmehr das Resultat einer fehlerbehafteten Technologie. Dieser Argumentation zufolge könnte sich die postulierte Erhöhung der Schwangerschaftsrate bestätigen, falls das Aneuploidie-Screening in zukünftigen Studien zum einen im Blastozystenstadium durchgeführt und zum anderen optimierte genetische Analysemethoden zum Einsatz kommen würden. Unter diesen Voraussetzungen sei von einem deutlichen Anstieg der bereits heute großen Nachfrage nach Aneuploidie-Screenings auszugehen (vgl. Harper et al. 2010: 822).

Der entscheidende Unterschied zwischen einer klassischen PID zur Identifikation einer spezifischen genetischen Variation und dem Screening auf numerische Chromosomenaberrationen besteht in der An- bzw. Abwesenheit einer spezifischen medizinischen Indikation. Zugleich ist aber in diesem Einsatzgebiet der PID auch eine Redefinition medizinischer Erklärungs- und Lösungskompetenzen zu beobachten, indem diese auf Felder und Probleme übertragen werden, die bislang nicht in Begriffen von Gesundheit und Krankheit gefasst wurden. In der Folge verschwimmt zunehmend die kategoriale Unterscheidung zwischen medizinischen und nicht-medizinischen Anwendungsweisen (vgl. Dolgin 2005: 524). Ein solcher Prozess der „Medikalisierung" (vgl. Conrad 2007) ist im Zuge des Screenings auf numerische Chromosomenaberrationen auf zwei Ebenen zu beobachten: Erstens vollzieht sich eine „Medikalisierung des (weiblichen) Alter(n)s" (z.B. Schicktanz & Schweda 2012). Das höhere Lebensalter von Frauen erhält zunehmend den Status einer Pathologie, indem es mit einem erhöhten Risiko chromosomaler Aberrationen assoziiert und – wie oben angeführt – als Quasi-Indikation herangezogen wird; gleichzeitig stellt die PID Paaren in höherem Lebensalter die Möglichkeit in Aussicht, ihren Wunsch nach leiblichen Kindern zu realisieren. Zweitens lässt sich dieser Prozess auch als eine „Medikalisierung des Kinderwunsches" beschreiben, da der unerfüllte Kinderwunsch zunehmend als ein medizinisch zu lösendes Problem begriffen wird (vgl. Ullrich 2012: 9-26, 159-168). Dass die Erfüllung des Kinderwunsches als Legitimationsfigur der PID zunehmend an Bedeutung gewinnt, konnte auch Rödel (2015) in einer Diskursanalyse der medialen Debatte in Deutschland zwischen 2000 und 2011 aufzeigen.[31] Kreiste die Debatte zunächst um Fragen des Embryonenschutzes, fokussierte die mediale Aufmerksamkeit seit dem Urteil des Bundesgerichtshofs im Jahr 2010 auf die Frage, ob Paare ein Recht auf ein gesundes Kind besitzen.[32] Rödel zeigt, dass die Medienbeiträge den Vorwurf der (eugenischen) Selektion zunehmend entkräften, indem sie die PID als technologische Ermöglichung eines natürlichen Kinderwunsches – statt als Verhinderung eines kranken oder behinderten Kindes – darstellen.[33]

Es steht zu befürchten, dass die beschriebenen Medikalisierungsprozesse sich weiter fortsetzen und sich die PID im Zuge einer weiteren Verbreitung des Aneuploidie-Screenings zu einer Technologie der umfassenden „genetischen Qualitätskontrolle“ (Beck-Gernsheim 1991: 57) entwickelt (vgl. Deutscher Ethikrat 2011: 129). Der Grund dafür ist, dass im Rahmen eines solchen Screenings eben nicht nur diejenigen Embryonen identifiziert und vom Transfer ausgeschlossen werden, die chromosomale Aberrationen aufweisen, die in der Regel zu Fehl- oder Todgeburten führen, sondern auch chromosomale Variationen (z.B. Trisomie 21), die heute meistens ein Leben ohne größere Einschränkungen erlauben (vgl. Deutscher Ethikrat 2011: 128). Diese Tendenz wird auch durch Technologien wie die komparative genomische Hybridisierung (Array-CGH) vorangetrieben, die gleichzeitig eine Vielzahl möglicher Chromosomenaberrationen identifizieren. Zukünftig könnten darüber hinaus Screening-Verfahren an Bedeutung gewinnen, die auf Grundlage neuer molekulargenetischer Technologien nicht nur Chromosomenaberrationen identifizieren, sondern das gesamte Genom nach Variationen auf der Ebene einzelner Gene oder Genabschnitte absuchen (siehe auch Kapitel 5).

---

31 Analysiert wurden die einschlägigen Beiträge in den Tageszeitungen *Süddeutsche Zeitung* und *Frankfurter Allgemeine Zeitung/Frankfurter Allgemeine Sonntagszeitung*, der Wochenzeitung *Die Zeit* sowie dem Magazin *Der Spiegel*.

32 Die PID war in Deutschland zwar niemals explizit verboten, sie galt vor dem Hintergrund des Embryonenschutzgesetzes jedoch bis zum Jahr 2010 als rechtlich unzulässig. Dies änderte sich im Zuge eines wegweisenden Urteils des Bundesgerichtshofs, der die Präimplantationsdiagnostik nicht als eine „strafbare Verwendung menschlicher Embryonen“ wertete. Das Urteil löste eine erneute politische Debatte aus, die im Jahr 2011 in der Verabschiedung eines „Gesetzes zur Regelung der Präimplantationsdiagnostik“ endete (siehe Rödel 2015: 107-113).

33 Mit dieser medialen Darstellung der PID wird zugleich eine Naturalisierung des Kinderwunsches vorangetrieben, indem der Wunsch nach einem biologisch verwandten Kind als selbstverständlich präsentiert und implizit als anthropologische Konstante vorausgesetzt wird (vgl. Rödel 2015: 223-226).

2.4 PID als Wunschkindmedizin: Geschlechtsselektion und *designer babies*

Ein weiterer Expansionsschritt ist zu beobachten, wenn die PID zu Zwecken eingesetzt wird, die im Gegensatz zu den bislang skizzierten Anwendungsbereichen überhaupt keinen Krankheits- bzw. Gesundheitsbezug mehr aufweisen. Die Embryonenauswahl orientiert sich in diesen Fällen an sozial erwünschten Eigenschaften wie etwa physischen und psychischen Merkmalen oder dem genetischen Geschlecht des zukünftigen Kindes. Diese Erweiterung der Selektionskriterien um nicht-medizinische Präferenzen kann als Übergang zu einer „wunscherfüllenden Medizin" (Kettner 2009) begriffen werden und wird bei der PID vor allem im Rahmen der Geschlechtsselektion relevant.

Die Selektion des (genetischen) Geschlechts im Kontext einer PID erfolgt durch die Identifikation chromosomaler Differenzen. Dabei werden ausschließlich jene Embryonen in die Gebärmutter überführt, welche die gewünschten Geschlechtschromosomen aufweisen. Dieses Verfahren kann zum Einsatz kommen, um die Vererbung einer geschlechtsgebundenen Erkrankung (z.B. einer X-chromosomal-rezessiv vererbten Erkrankung wie Muskeldystrophie Duchenne) auszuschließen – ein Ziel, das bereits die ersten jemals durchgeführten Präimplantationsdiagnosen verfolgten (vgl. Kollek 2000: 27 f.). Eine Geschlechtsselektion ist jedoch auch ohne Krankheitsbezug möglich. Es kommen dann nicht medizinische, sondern soziale Auswahlkriterien zum Tragen, was in der Literatur als „social sexing" oder „social sex selection" bezeichnet wird. Insbesondere diese Variante der genetischen Geschlechtsselektion, die den medizinischen Rahmen transzendiert, ist im wissenschaftlichen und öffentlichen Diskurs umstritten.

Um die Verbreitung der nicht-medizinischen Geschlechtsselektion mittels PID abzuschätzen, ist erneut ein Rekurs auf die Daten des PID-Konsortiums der *European Society of Human Reproduction and Embryology* hilfreich. Insgesamt wurden in den Berichten der ESHRE (Berichte III-XIII) bislang 753 PID-Zyklen erfasst, die zum Zweck der „social sex selection" durchgeführt wurden.[34] Ihr Anteil an der Gesamtzahl der durchgeführten PID-Zyklen blieb

34 Im dritten Bericht des ESHRE PGD Consortium Steering Committee (2002) wurde erstmals ein Überblick über die Anzahl jener PID-Zyklen veröffentlicht, bei denen eine Geschlechtsselektion zu nicht-medizinischen Zwecken erfolgte. Rechtlich zugelassen ist die nicht-medizinische Geschlechtsselektion in den USA (Bayefsky & Jennings 2015: 1-17). In Israel ist die nicht-medizinische Geschlechtsselektion seit 2005 unter der Voraussetzung erlaubt, dass ein verheiratetes Paar mindestens vier Kinder desselben Geschlechts hat und durch die Geburt eines weiteren Kindes dieses Geschlechts die psychische Gesundheit eines Familienmitglieds gefährdet wäre (Pessach et al. 2014). Zum Einfluss religiöser Überzeugungen auf die Einstellung gegenüber der PID vgl. die Studien von David et al. 2012 und Doolin & Motion 2010.

zwischen 2002 und 2010 relativ stabil bei unter einem Prozent (de Rycke et al. 2015: 14; siehe auch Harper et al. 2012). Interessanterweise enthielten die Berichte des Konsortiums zunächst keine Informationen zu den geschlechtlichen Präferenzen der Eltern. Erst der siebte Bericht des Konsortiums erfasst diese Daten und zeigt, dass die Mehrheit der Paare sich ein männliches Kind wünschte.[35] Trotz der Relevanz dieser Daten für eine Evaluation der gesellschaftlichen Implikationen der PID sind die entsprechenden Angaben inzwischen wieder aus den Publikationen des Konsortiums verschwunden. Gerechtfertigt wird dies bemerkenswerterweise mit dem Hinweis auf die kontroverse Debatte, welche die Publikation dieser Informationen evoziert habe (de Rycke et al. 2015: 14; siehe auch Ray et al. 2003; Robertson 2003; Seif 2003; Sermon 2003).[36]

Insbesondere aus feministischer Perspektive wurde schon früh die Sorge artikuliert, dass die nicht-medizinische Geschlechtsselektion mittels PID sexistische Diskriminierung fortschreibe und vertiefe (siehe Hollingsworth 2005). Diese biomedizinische Möglichkeit der Geschlechtsselektion füge sich letztlich in eine lange Geschichte von Technologien ein, mittels derer das Geschlecht des Kindes beeinflusst und die Wahrscheinlichkeit der Geburt eines männlichen Kindes erhöht werden sollte. Eine Bewertung dieser Nutzung der PID könne somit nicht ohne eine Analyse der gesellschaftlichen Geschlechterverhältnisse vorgenommen werden (siehe Sills & Palermo 2002: 433 f.; Couture et al. 2013; Gammeltoft & Wahlberg 2014: 205-207). Dieser feministischen Kritik wird in der bioethischen Debatte zumeist mit der These begegnet, dass die ungleiche Bewertung der Geschlechter zumindest in westlichen Gesellschaften an Relevanz verloren habe und keine Präferenz des männlichen Geschlechts mehr zu beobachten sei (Sureau 1999; Hank & Kohler 2000; Savulescu & Dahl 2000; Dahl et al. 2006). Die nicht-medizinische Geschlechtsselektion sei in diesen

35 In mehr als 66 Prozent der in den Berichten VII bis X erfassten Fälle entschieden sich die Paare für Embryonen mit männlichem Geschlecht. Zu beachten ist jedoch, dass ein Großteil der Daten aus einem US-amerikanischen Zentrum stammte, in dem neben der PID auch eine Spermienauswahl mittels des MicroSort®-Verfahrens angeboten wurde. Die Genauigkeit dieses Verfahrens ist bei der Bestimmung eines X-Chromosomens höher als bei der Bestimmung eines Y-Chromosomens. Die Selektion vorwiegend männlicher Embryonen mittels PID könnte dementsprechend auch darauf zurückzuführen sein, dass Paare, die sich ein weibliches Kind wünschten, auf das Micro-Sort®-Verfahren als Alternative ausgewichen und somit aus der Statistik herausgefallen sind (vgl. Harper et al. 2012: 243).

36 Ein weiteres Problemfeld ist der Einsatz der PID zur Selektion von Embryonen, denen auf chromosomaler Ebene eine Intersexualität zugeschrieben wird. Die Kategorisierung von Intersexualität als Sexualdifferenzierungsstörung, die anhand chromosomaler, hormoneller oder morphologischer Variationen diagnostiziert wird, ist innerhalb und außerhalb des medizinischen Feldes umstritten. Festzuhalten ist, dass auch die Selektion chromosomaler Intersexualität den engeren medizinischen Rahmen überschreitet, da in vielen Fällen keine gesundheitlichen Einschränkungen vorliegen (siehe zu dieser Debatte Grupta 2013; Haramia 2013; Sparrow 2013a; Sparrow 2013b; Trafimow 2013).

Gesellschaften somit weniger durch eine Abwertung des weiblichen Geschlechts als vielmehr durch den Wunsch einer familiären Balance („family balancing") motiviert. Präferiert werde also nicht ein bestimmtes Geschlecht, sondern ein ausgeglichenes Verhältnis zwischen den Geschlechtern innerhalb einer Familie. Empirische Unterstützung findet diese Einschätzung etwa in einer israelischen Studie. Hashiloni-Dolev et al. (2010) führten strukturierte Telefoninterviews mit verheirateten Männern und Frauen im reproduktionsfähigen Alter, die bereits ein oder mehr Kinder desselben Geschlechts hatten (N=687). 42,6 Prozent der Personen, die prinzipiell weitere Kinder planten (N=352), artikulierten den Wunsch, das Geschlecht der zukünftigen Kinder auszuwählen. Fast alle aus dieser Gruppe der Befragten gaben an, sich für das Geschlecht entscheiden zu wollen, das ihre bereits geborenen Kinder nicht haben (vgl. ebd.: 1021-1024). Dieser Wunsch zur Geschlechtsselektion war umso stärker ausgeprägt, je mehr Kinder desselben Geschlechts die Befragten bereits hatten. Allerdings zeigten sich nur 14,8 Prozent dieser Personengruppe bereit, zu diesem Zweck die dafür erforderlichen Strapazen einer IVF in Kauf zu nehmen. Die Studie zeigt also, dass die notwendige IVF-Behandlung eine hohe Barriere für die tatsächliche Umsetzung des Wunsches nach einer ‚ausgeglichenen' geschlechtlichen Zusammensetzung der Familie darstellt. Den Autor_innen zufolge deuten die Untersuchungsergebnisse insgesamt eher auf das Motiv einer familiären Balancierung als auf eine allgemeine Präferenz für das männliche Geschlecht hin.

Dieser Argumentation liegen jedoch häufig abstrakte Gegenüberstellungen von westlichen und nicht-westlichen Kulturen sowie guten und schlechten Praktiken der Geschlechtsselektion zugrunde, die einer kritischen Überprüfung nicht standhalten (Bathia 2009, 2010; Schultz 2010). So finden sich in sozialwissenschaftlichen Studien durchaus Hinweise, dass nicht nur in Indien (Malhi et al. 1999; Dey & Chaudhuri 2009) oder China (Chan et al. 2002; Chi et al. 2013), sondern auch in westlichen Gesellschaften (Sensibaugh & Yarab 1997; van Balen 2006) eine sozial wirksame Präferenz für das männliche Geschlecht zu beobachten ist.[37] Zudem verlieren zahlreiche gesellschaftliche Befürchtungen im Zusammenhang mit der genetischen Geschlechtsselektion auch dann nicht an Bedeutung, wenn tatsächlich eher das Ziel eines familiären Gleichge-

37 Sensibaugh und Yarab (1997) fanden in einer US-amerikanischen Fragebogenstudie (N=60) etwa die Tendenz, im Falle eines unausgeglichenen Geschlechterverhältnisses innerhalb einer Familie eine Mehrheit von Jungen zu präferieren. Zudem dominierte eine Präferenz für einen Jungen als erstes Kind in den Fällen, in denen überhaupt eine Präferenz für eines der Geschlechter angegeben wurde. Die Daten des israelischen Gesundheitsministeriums zeigen darüber hinaus, dass die PID zur Geschlechtsselektion stärker von Paaren nachgefragt wird, die bereits mehrere Mädchen bekommen haben und sich einen Sohn wünschen als umgekehrt (siehe Hashiloni-Dolev et al. 2010: 1024). Auch dies kann als Beleg für einen Geschlechter-Bias gedeutet werden, der auch die Praxis des *family balancing* durchzieht.

wichts als eine prinzipielle Geschlechterpräferenz im Vordergrund stehen sollte. So fasst die normative Leitvorstellung des *family balancing* eine weiterhin selektive Praxis letztlich in positiv besetzte Begriffe, ohne dessen diskriminierende Effekte zu beseitigen:

> „The term ‚family balancing' […] has become a principle justification for the use of these technologies. […] ‚Family balancing' rhetorically relabels ‚sex selection' and carries the positive associations of ‚family' and ‚balance'." (Whittaker 2015: 965)

Zudem werde mit der Durchsetzung dieses Konzepts eine Familie, in der die Geschlechtszugehörigkeiten der Kinder ungleich verteilt sind, implizit als problematisch begriffen. Die ‚ausgeglichene' Familie werde damit zur Norm (siehe auch Holm 2004: 31-33). Darüber hinaus basiere die genetische Geschlechtsselektion auch im Falle des *family balancing* auf einer „Genetifizierung von Geschlecht", da die Verknüpfung einer chromosomalen Variation mit gesellschaftlichen Geschlechterstereotypen gerade die Voraussetzung der Etablierung dieser Technologie darstelle.

> „Denn die KonsumentInnen der neuen Verfahren wählen nicht nur das biologische Geschlecht des Embryos aus, sondern sie tun dies auf der Grundlage von Vorstellungen, wie sich ein Kind eines bestimmten Geschlechts entwickeln wird." (Bathia 2009: 31)

Der Einsatz der PID zur Geschlechtsselektion drohe somit, hegemoniale Geschlechterstereotype und die herrschende zweigeschlechtliche Ordnung zu reproduzieren. Letztlich kann dies wiederum die psychosoziale Entwicklung der auf diese Weise gezeugten Kinder beeinträchtigen. So liegt die Vermutung nahe, dass diese im Vergleich zu ‚Zufallskindern' mit besonders rigiden geschlechtsbezogenen Verhaltenserwartungen ihrer Eltern konfrontiert werden (siehe auch Kollek 2000: 226).

Vor dem Hintergrund dieser kontroversen Debatte haben zahlreiche Studien die Sichtweise und Einstellung der Bevölkerung gegenüber der Möglichkeit der Geschlechtsselektion mittels PID untersucht. Während die Anwendung der PID zu medizinischen Zwecken – wie oben skizziert – auf moderate bis hohe Zustimmung stößt, wird der Ausdehnung des Anwendungsspektrums auf die nicht-medizinisch begründete Geschlechtsselektion häufig mit deutlich größerer Skepsis begegnet. So wurde diese Anwendung der PID in der bereits angeführten repräsentativen Untersuchung in Deutschland mehrheitlich abgelehnt (siehe Meister et al. 2005; Finck et al. 2006). Auch in der US-amerikanischen Studie von Kalfoglou et al. (2005) befürwortete nur eine Minderheit der Befragten den Einsatz der PID zur Geschlechtsselektion aus nicht-medizinischen Gründen.

> „Most participants who were against non-medical sex selection argued that the goal of PGD is to avoid disease and prevent the suffering of a child. Selecting for sex does neither.“ (Kalfoglou et al. 2005: 492)

Die Untersuchungen von Klitzman et al. (2013) und Abbate et al. (2014) bezogen auch die Perspektive von praktisch tätigen Ärzt_innen ein, wobei sie ebenfalls nur geringe Zustimmungswerte feststellten. In letzterer Studie gaben jedoch 11,5 Prozent der interviewten Psychiater_innen an, ihre Patient_innen auf die Möglichkeit der PID zum Zweck der Herstellung eines familiären Gleichgewichts hinweisen zu wollen (Abbate et al. 2014: 6).[38] In Israel ist der Einsatz der PID zur Geschlechtsselektion unter bestimmten Voraussetzungen möglich. In einer Studie befürworteten immerhin 45 Prozent der Befragten Israelis deren vollständige Liberalisierung (Hashiloni-Dolev et al. 2010).

Von besonderem Interesse ist eine britische Studie (Scully et al. 2006), die weniger die Einstellungen und Bewertungen der Befragten als vielmehr die zu Grunde liegenden deliberativen Prozesse mittels Gruppendiskussionen und Interviews untersuchte. Dabei offenbarten sich bedeutsame Parallelen, aber auch wichtige Differenzen zwischen der in der Studie dokumentierten Laien-Argumentation und der professionellen bioethischen Debatte. Beide wogen die potentiell schädlichen („harmful“) Implikationen der nicht-medizinischen Geschlechtsselektion gegen die reproduktive Autonomie der Paare ab und zeichneten ein ambivalentes Bild der PID. Die Mehrheit der Studienteilnehmer_innen sprach sich – im Gegensatz zur vorherrschenden bioethischen Debatte – gegen eine Legalisierung der nicht-medizinischen Geschlechtswahl aus. In ihrer Argumentation mobilisierten sie letztlich eine spezifische Vorstellung „guter Elternschaft“: Gute Eltern sind demnach solche, die ihre Kinder nicht kontrollieren, sondern beschützen wollen.[39] Unter dieser Prämisse widerspricht der Verzicht auf die Geschlechtsselektion nicht ihrer reproduktiven Autonomie; sie ist vielmehr die Bedingung derselben:

> „The identity of the good parent is constituted by this voluntary self-limitation. Parental autonomy can only operate within the limits set by this framework. Otherwise the choices, however freely made or in line with the individual's life goals, do not foster the autonomy of a good parent, but of an individual failing to be an adequate one.“ (Ebd.: 30)

---

38 Zu einem anderen Ergebnis kamen Katz et al. (2002) in ihrer bereits zitierten Untersuchung. 69 Prozent der in dieser Studie befragten Nutzer_innen reproduktionsmedizinischer Technologien (N=121) sahen keine Probleme darin, die PID zur Geschlechtsselektion einzusetzen (ebd.: 1120).

39 Für die Herausarbeitung interkultureller Differenzen in den Vorstellungen „guter Elternschaft“ siehe Hashiloni-Dolev & Shkedi 2007.

In den Gruppendiskussionen kommt somit eine alltagsweltliche Vorstellung von relationaler Autonomie zum Ausdruck, die eher Konzepten feministischer Ethik als der dominanten westlich-liberalen Bioethik ähnelt (siehe Wendel 2003: 37-101).[40]

Neben Einstellungsuntersuchungen und Gruppendiskussionen können auch Medien- und Diskursanalysen einen Einblick in die öffentliche Aushandlung und Bewertung dieses nicht-medizinischen Anwendungsfeldes der PID eröffnen. Die Anthropologin Andrea Whittaker (2015) hat eine Diskursanalyse australischer Medienbeiträge durchgeführt, die das Thema der Geschlechtsselektion mittels PID zwischen 2008 und 2014 verhandeln. Ihre Analyse dechiffrierte die soziokulturelle und ethische Matrix, in der die PID nicht nur repräsentiert, sondern als Technologie der Geschlechtsselektion auch mitkonstituiert wird (vgl. ebd.: 962 f.). Dabei wurde deutlich, dass die PID zum Zwecke der Geschlechtsselektion im medialen Diskurs Australiens in Begriffen individueller reproduktiver Rechte und Freiheiten gerahmt wird und diese insbesondere gegen die Gefahr sexistischer Diskriminierung abgewogen werden.

> „Pre-implantation genetic diagnosis technologies present opportunities for couples to materialise their desires for children of a particular sex with greater precision than ever before and, in doing so, raise new choices and imaginaries with regards to potential future children. […] For regulatory authorities, however, the question of the ethics of sex selection places these questions of patient autonomy and individual freedom against the principle of sex discrimination – a principle enshrined in legislation within Australia – and a commitment to publically-funded medical care.” (Ebd.: 971)

Darüber hinaus dokumentiert die Autorin, dass in kritischen Beiträgen das Bild einer „außer Kontrolle geratenen Wissenschaft“ („science out of control“) vorherrscht, die selbst eine unangemessene Macht über ‚natürliche’ Prozesse gewinne (vgl. ebd.: 969).

Die Einschätzung der gesellschaftlichen Folgen der durch die PID möglichen Geschlechtsselektion ist auch von Bedeutung, weil diese in öffentlichen Diskursen als Wegbereiterin zu weiteren nicht-medizinischen Anwendungsfeldern gedeutet wird. Mediale Beiträge skizzieren häufig ein Zukunftsszenario, in dem die PID – neben dem Geschlecht – auch zur Selektion weiterer physischer Merkmale und psychischer Charakteristika eingesetzt wird und sich zunehmend zu einer Technologie zur Herstellung von *designer babies* entwickelt (z.B. Brandenburg 2011; siehe auch Roberts 2002: 10-13; Jones & McMahon 2003:

40 In Übereinstimmung mit diesem Akzent auf der Einbettung persönlicher Autonomie verweisen die Studienteilnehmer_innen auf die Bedeutung konkreter gesellschaftlicher Verhältnisse (z.B. ökonomische Zwänge, Unterstützung für behinderte Menschen etc.), die den unhintergehbaren Rahmen jeder individuellen Entscheidung darstellen.

271-274; Wüstner 2006: 93). Im Jahr 2009 hat eine US-amerikanische Klinik tatsächlich mit dem Angebot geworben, die PID in naher Zukunft auch zur Selektion der Augen- und Haarfarbe sowie der Hautpigmentierung einsetzen zu wollen. Obwohl sich bereits Interessent_innen dieses Angebots gemeldet hatten, scheint das Vorhaben letztlich nicht realisiert worden zu sein (Gen-Ethischer Informationsdienst 2009; Deutsches Ärzteblatt 2009).[41]

Die Ergebnisse von Meinungsumfragen zeigen, dass die Zustimmung der Bevölkerung zu einer solchen weiteren Expansion auf nicht-medizinische Anwendungsfelder – auch gegenüber der Geschlechtsselektion – noch einmal weiter abnimmt. Dies zeigt sich etwa in der Untersuchung von Borkenhagen et al. (2007), in der die Paare u.a. nach ihrer Einstellung gegenüber zwei hypothetischen nicht-medizinischen Einsatzgebieten der PID befragt wurden. Nur vier Prozent sprachen sich dabei für eine Legalisierung der PID zum Zweck der Selektion entsprechend der sexuellen Orientierung (Homosexualität) und zehn Prozent zur Auswahl entsprechend der kognitiven Leistungsfähigkeit (Intelligenz) aus.

Mit der Vorstellung der PID als einer Technologie zur Herstellung von *designer babies* setzen sich die britischen Sozialwissenschaftler_innen Sarah Franklin und Celia Roberts (Roberts & Franklin 2004; Franklin & Roberts 2006: 1-24) im Rahmen einer ethnographischen Untersuchung kritisch auseinander. Die in der Studie befragten Nutzer_innen der PID wehrten sich gegen diese Charakterisierung der PID mit dem Verweis, keine ‚übernatürlichen Wunschkinder' produzieren, sondern ausschließlich eine schwere Krankheit oder Behinderung vermeiden zu wollen. So erzählte eine der befragten Frauen von ihrer Reaktion auf eine Fernsehberichterstattung:

> „I find myself shouting at the TV, you know, saying, ‚That's not what it's about!' There's nothing ‚designer' about having child that lives longer than 11 months . . . '. . . But I can understand it is a very grey area. Because obviously . . . we've used PGD because we didn't want to have another child that was going to die within 12 months. But, I mean, . . . at what point do you draw the line? At a child that dies at 2 years, 5 years, 10 years, 20 years, 30 years? Where? . . . What conditions are we going to allow PGD to be used for? . . . I don't know where the line should be drawn." (Roberts & Franklin 2004: 289)

41 Besonders prominent wird die Verknüpfung zwischen PID und *designer babies* in dem Science-Fiction-Film *Gattaca* hergestellt, in dem der Einsatz der PID die Auswahl von ‚Kindern nach Maß' ermöglicht, während auf ‚traditionelle' Weise gezeugte Menschen allgemein als minderwertig gelten und einer neuen Unterschicht angehören (siehe Galton 2005). Dabei ist allerdings zu beachten, dass diese gendeterministische Vorstellung von der Annahme ausgeht, dass auch nicht-medizinische Eigenschaften und Kompetenzen durch genetische Faktoren kausal bestimmt oder zumindest stark beeinflusst werden. Da eine solche Determination im Regelfall nicht vorliegt, dürfte das Potenzial der PID zur Selektion dieser Charakteristika deutlich überschätzt sein.

Damit wird zugleich deutlich, dass die Befragten nicht als passive Konsument_innen, sondern als kompetente Nutzer_innen begriffen werden müssen, die sich der moralischen Ambivalenzen dieser Technologie bewusst sind und zwischen angemessenen und unangemessenen Anwendungsformen derselben zu unterscheiden versuchen.[42]

42 Vgl. Kapitel 4.2. für die Diskussion der gezielten Auswahl von Embryonen mit Merkmalen, die gewöhnlich als Behinderung begriffen werden. Hier erhält die Bezeichnung *designer baby* eine andere Bedeutung. Embryonen mit der gesuchten genetische Variation werden in diesen Fällen gerade nicht ausgeschlossen, sondern im Gegenteil selektiert und in den Uterus transferiert.

3 Verfestigung geschlechtlicher Asymmetrien und Vertiefung sozialer Ungleichheiten

Das Verfahren der PID involviert die biologischen Eltern des auf diesem Wege gezeugten Kindes auf sehr unterschiedliche Weise. Nicht nur haben allein die Frauen die körperlichen Belastungen durch die IVF-Behandlung zu tragen, sie sind auch stärker als ihre Partner[43] dem psychischen Stress des Verfahrens ausgesetzt. Angesichts dieser ungleichen Lastenverteilung – und der schon angeführten Bedeutung der PID für die Praxis des „social sexing" – liegt es nahe, die geschlechtlichen Asymmetrien des Verfahrens zum Gegenstand sozialwissenschaftlicher Untersuchungen zu machen. Überraschenderweise finden sich jedoch nur sehr wenige Studien, die diesen Problemkomplex adressieren. Während in der feministischen Forschung eine differenzierte Auseinandersetzung mit Gen- und Reproduktionstechnologien zu verzeichnen ist (siehe etwa Haraway 1997; Kuhlmann & Kollek 2002; Graumann & Schneider 2003; Sänger & Rödel 2012) und die „Medikalisierung des weiblichen Körpers" (Duden 1987; Honnegger 1991) einen wichtigen Topos der Kritik darstellt, fehlt diese Analysedimension in den meisten empirischen Studien zur PID.[44] Trotz dieser analytischen Beschränkungen dokumentieren die vorliegenden Untersuchungen die besonderen physischen und psychischen Strapazen und den emotionalen Druck, dem Frauen im Prozess der PID ausgesetzt sind.

Neben den geschlechtlichen Asymmetrien, die sich mit der zunehmenden Nutzung und Verbreitung der PID weiter verstärken könnten, tauchen in den Studien (gesundheits-)ökonomische Faktoren als ein weiteres Problemfeld auf, das zur Reproduktion oder Vertiefung sozialer Ungleichheiten beitragen

---

43 Wir fokussieren im Folgenden auf heterosexuelle Paare mit Kinderwunsch, um die in diesem Fall relevanten geschlechtlichen Asymmetrien zu adressieren – zumal der rechtliche Zugang zur PID in einigen Staaten auf diese Personengruppe beschränkt bleibt (z.B. in Frankreich, vgl. Bayefsky & Jennings 2015: 1-17). Zu beachten ist allerdings, dass die PID bzw. die IVF auch von lesbischen Paaren für Reproduktionszwecke genutzt wird und zudem Familienkonstellationen jenseits der klassischen Paarbeziehung praktiziert werden, für die eine Nutzung dieser Reproduktionstechnologien unter bestimmten Voraussetzungen in Frage kommt (siehe Dionisius 2015).

44 Dies liegt nicht zuletzt am Forschungsdesign vieler sozialwissenschaftlicher Studien, die in der Regel allein auf die betroffenen Frauen fokussieren, sodass ein Vergleich mit den Erfahrungen ihrer Partner meist nur implizit möglich ist.

könnte. Zum einen drohen die relativ hohen finanziellen Aufwengungen einer PID-Behandlung, soziale Ungleichheiten fortzuschreiben, wenn die Behandelten die dabei entstehenden Kosten selbst tragen müssen. Den Zugang zu dieser technologischen Option erhalten in diesem Fall nur diejenigen, die über ausreichende finanzielle Möglichkeiten verfügen. Zum anderen leiten ökonomische Kalkulationen staatliche Gesundheits- und Forschungspolitiken an und strukturieren auf diese Weise zukünftige diagnostische und therapeutische Angebote.

3.1 Geschlechtliche Asymmetrien

Schon Anfang der 1990er Jahre gab es Hinweise darauf, dass die individuelle Reproduktionsgeschichte die Einstellung von Frauen gegenüber der PID maßgeblich beeinflusst. Frauen, die sich im Rahmen früherer Schwangerschaften für deren Abbruch entschieden hatten, nachdem ein pränataldiagnostischer Befund einer Krankheit oder Behinderung des zukünftigen Kindes vorlag, erleben die PID häufig als eine geeignete Alternative. Dieses Verfahren zeichnet sich aus ihrer Perspektive gegenüber der PND durch den entscheidenden Vorteil aus, die emotional überaus belastenden Erfahrungen des vergangenen Schwangerschaftsabbruchs nicht erneut erleiden zu müssen (siehe z.B. Pergament 1991; Palomba et al. 1994; Roberts & Franklin 2004; siehe auch van Rij et al. 2011).[45] Snowdon und Green (1997) verglichen in einer britischen Fragebogen-Studie explizit die Perspektive männlicher und weiblicher Anlageträger_innen rezessiv vererbter Erkrankungen (N=425) auf die Vor- und Nachteile der PID. Über genetische Zentren in Großbritannien rekrutierten sie dafür heterosexuelle Paare, die um ihren Status als Anlageträger_in wussten und sich in einem reproduktionsfähigen Alter befanden. Als Vorteil gegenüber möglichen Alternativen wie Adoption, Samen- und Eizellspende hoben Männer und Frauen übereinstimmend hervor, dass auf diesem Weg ein Schwangerschaftsabbruch umgangen, eine Erkrankung des Kindes ausgeschlossen und darüber hinaus ein biologisch mit beiden Eltern verwandtes Kind gezeugt werden könnte (ebd.: 345). Beide Gruppen unterschieden sich jedoch im Hinblick auf die wahrgenommenen Nachteile des Verfahrens: Während Frauen

45 Darüber hinaus zeigen Untersuchungen, dass viele Studienteilnehmer_innen die PID aufgrund der Möglichkeit, einen Schwangerschaftsabbruch zu vermeiden, auch als die moralisch gebotene Alternative zur Pränataldiagnostik betrachten. So hielt eine große Mehrheit der Nutzer_innen reproduktionsmedizinischer Technologien, die im Rahmen der bereits zitierten australischen Studie (Katz et al. 2002) nach ihren sozialen und moralischen Bedenken befragt wurden, die Zerstörung („destruction") eines Embryos für moralisch weniger bedenklich als die Tötung eines Fötus zu einem fortgeschrittenen Zeitpunkt der Schwangerschaft (75 Prozent der IVF- und 96 Prozent der PID- sowie Aneuploidie-Screening-Nutzer_innen).

die langen Wartezeiten und die geringe Erfolgsquote der PID hervorhoben, sorgten sich die Männer insbesondere um mögliche Schmerzen und Gesundheitsrisiken, die sich für ihre Partnerinnen aus der medizinischen Behandlung (u.a. Hormonstimulation, Follikelpunktion, Embryonentransfer) ergeben könnten. Andere Studien dokumentieren, dass sich sowohl Männer als auch Frauen der gesundheitlichen Gefahren dieses reproduktionsmedizinischen Verfahrens bewusst sind (siehe z.B. Chamayou et al. 1998; Lavery et al. 2002).

Dass die PID von den betroffenen Frauen zugleich als entlastende und belastende Erfahrung erlebt wird, zeigt beispielhaft eine australische Studie (Karatas et al. 2010a). Die Untersuchung basiert auf qualitativen Telefon-Interviews mit vierzehn Frauen, von denen vier ein Kind durch eine genetische Krankheit verloren hatten. Viele der Befragten sahen in der PID eine Form der Ermächtigung („empowerment") und der Kontrolle, v.a. nach den oft traumatischen Erfahrungen mit vergangenen Fehlgeburten und Schwangerschaftsabbrüchen aufgrund einer genetischen Indikation. Gleichzeitig trug aber die PID in unterschiedlichen Phasen und in verschiedener Weise zu (weiteren) Stresserfahrungen bei. So berichten die Befragten von Frustrationen, nachdem sich eine Schwangerschaft nicht nach dem ersten PID-Zyklus einstellte, oder von Ängsten nach dem Embryotransfer, als die Feststellung einer Schwangerschaft und die Testung der Embryonen anstand. Einige Frauen, die nach einer PID erfolgreich schwanger geworden waren, schilderten Probleme, eine Beziehung zu dem Fötus aufzubauen. Das galt v.a. für Frauen, die zuvor bereits problematische Reproduktionserfahrungen gemacht hatten. Hier war das Phänomen einer „Schwangerschaft auf Abruf" (Rothman 1989) zu beobachten, das bereits aus der Präntaldiagnostik bekannt ist. So gab eine der Interviewten an:

> „I felt sometimes I didn't want to get too close in case there was something wrong and knowing how distressing it is to lose a pregnancy. And I also felt my husband didn't get very close for the same reasons. . . But I mean I guess I bonded more in terms that I knew when it was kicking and would feel it . . .feel it more and . . .but I didn't talk or play music or anything like that in terms of wanting to get close in terms of that." (Karatas et al. 2010a: 775; siehe auch Karatas et al. 2010b)

Die Angst vor gesundheitlichen Gefährdungen für die behandelten Frauen dokumentiert eine niederländischen Studie von Derks-Smeets et al. (2014). Mittels Gruppendiskussionen und Interviews wurde die Perspektive von Frauen und deren Partnern beleuchtet, die um das Vorliegen einer mit Brust- und Eierstockkrebs assoziierten BRCA 1/2-Mutation wussten und vor diesem Hintergrund entweder eine PID (N=6), eine PND (N=4) oder keine genetische Diagnostik (N=8) in Anspruch genommen hatten. Die Befragten artikulierten insbesondere die Befürchtung, dass die Hormonstimulation das Krebsrisiko erhöhen und letztlich zur Entstehung der lebensbedrohlichen Erkrankung beitragen könnte. So gab eines der Paare an:

> „That's actually your biggest concern, right? That you bring a child into this world and then you fall ill yourself, due to the hormones..." (Ebd.: 1109; siehe auch Dekeuwer & Bateman 2013: 237).

Der körperliche und psychische Stress, mit dem die PID-Behandlung einhergeht, belastet jedoch nicht nur die betroffenen Frauen, sondern scheint auch die Beziehung zwischen den Partner_innen negativ zu beeinflussen (Derks-Smeets et al. 2014: 1109).

Dieser Aspekt wird in der oben bereits kurz erwähnten Studie der britischen Sozialwissenschaftlerinnen Sarah Franklin und Celia Roberts (Roberts & Franklin 2004; Franklin & Roberts 2006) vertieft, die sowohl in methodischer als auch in inhaltlicher Hinscht eine Besonderheit darstellt. Methodisch greifen sie neben Interviews mit Expert_innen sowie Paaren, die sich zum Zeitpunkt des Interviews einer PID-Behandlung unterzogen, auch auf Dokumentenanalysen und teilnehmende Beobachtungen zurück (u.a. in Reproduktionszentren in Großbritannien). Auf inhaltlicher Ebene kommen geschlechtliche Ungleichheiten nicht nur implizit zum Ausdruck, sondern werden ausführlich herausgearbeitet. Die Sorgen der befragten Paare bezogen sich neben der mit der IVF/PID verbundenen Ungewissheit, ob es auf diesem Weg überhaupt zu einer Schwangerschaft kommt, auch auf das Sozialleben und die beruflichen Perspektiven. Deutlich wird dabei, dass die Frauen nicht nur physisch deutlich stärker durch die PID-Behandlung belastet sind; auch die Ungewissheit und die schwierige Planung der Karriere und des Familienlebens beeinträchtigt sie deutlich stärker als ihre Partner (vgl. Roberts & Franklin 2004: 290 f.). Zudem sind Frauen mit der paradoxen Anforderung konfrontiert, sich gerade angesichts dieser Stresssituation zu „entspannen", um die Erfolgsaussichten der IVF-Behandlung zu erhöhen. Diese geschlechtliche Asymmetrie beschreibt eine Frau und setzt diese ins Verhältnis zu den Belastungen ihres Mannes („Ben"):

> „And this is something that I find *really* hard to come to terms with and no disrespect to Ben, but like it's easier for him because he can go to work as normal, because he can forget about it! I think it's a bit different for men. I'm the one that's having the injections. I'm the one that's getting the hormone treatment. He can go to work and kind of switch off a little bit, whereas I'm the one that's thinking 'I've got to be at home. Got to try and relax'." (Roberts & Franklin 2004: 291; Hervorheb. im Orig.)

Die herausgearbeiteten geschlechtlichen Assymetrien, die insbesondere in ungleich stärkeren Beeinträchtigungen der physischen und psychischen Gesundheit sowie der beruflichen Perspektiven von Frauen zum Ausdruck kommen, gehen freilich über die Implikationen der PID im engeren Sinn hinaus; sie strukturieren das Feld der Reproduktionsarbeit insgesamt. So sind Frauen in den gegenwärtigen gesellschaftlichen Verhältnissen auch ungleich stärker mit der Erwartung konfrontiert, die erhöhte Pflege- und Betreuungsarbeit aufzubringen, die im Falle einer vorliegenden Krankheit oder Behinderung eines (zukünftigen) Kindes notwendig werden könnte (siehe z.B. Beck-Gernsheim 1999: 121-123; Brekke & Nadim 2016). Vor diesem Hintergrund könnte die PID wiederum als eine technologische Möglichkeit erscheinen, negative Effekte auf die Erwerbsbiografie und die Sozialbeziehungen von Frauen zu vermeiden. Die übergreifenden Formen geschlechtlicher Arbeitsteilung prägen dementsprechend auch die Nutzungskontexte der PID und die Entscheidungsparameter der Paare, sodass das Verfahren die vorherrschenden geschlechtlichen Asymmetrien letztlich zu reproduzieren droht (siehe Gammeltoft & Wahlberg 2014: 205-207).

3.2 Ungleiche Zugangschancen und ökonomische Kostenkalküle

Die Präimplantationsdiagnostik hat das Potenzial sozioökonomische Ungleichheiten fortzuschreiben und zu vertiefen, falls die Nutzer_innen privat für die Kosten der PID-Behandlung aufkommen müssen. Dies ist etwa in Australien der Fall, wo sich die finanziellen Aufwendungen für eine PID-Behandlung auf ca. 14.000 Australische Dollar (rund 9.300 Euro) belaufen. Karatas et al. (2010c) befragten 50 Frauen, die sich dort zum Untersuchungszeitpunkt einer PID unterzogen, nach psychosozialen Aspekten der Behandlung. Die Studie dokumentierte, dass fast alle Studienteilnehmerinnen über ein überdurchschnittlich hohes Haushaltseinkommen verfügten. Nur zwölf Prozent der Frauen besaßen ein Jahreseinkommen von weniger als 75.000 Australischen Dollar. Umso erstaunlicher ist, dass sie sich dennoch um die finanziellen Kosten der Behandlung sorgten.[46]

Auch in den USA werden die Kosten einer PID-Behandlung von den meisten Krankenversicherungen nicht übernommen. Drazba et al. (2014) führten vor diesem Hintergrund qualitative Telefon- oder Email-Interviews mit 18 Paaren, die erhöhte Risiken für eine Reihe genetisch bedingter

46 Zu einem gänzlich anderen Ergebnis kommt hingegen eine weitere Fragebogenerhebung mit Paaren in Australien, die eine PID oder eine IVF durchführen ließen (Katz et al. 2002). Hier erklärte die Mehrzahl der Studienteilnehmer_innen, sich keine finanziellen Sorgen wegen der Behandlungskosten zu machen. Allerdings fehlten Angaben zum sozioökonomischen Hintergrund der Interviewten.

Erkrankungen[47] aufwiesen und eine PID entweder in Betracht zogen, sich zum Zeitpunkt der Befragung in einer entsprechenden Behandlung befanden oder diese bereits abgeschlossen hatten. Die Kosten der PID-Behandlung stellten für die Mehrheit der Paare (N=15) die größte Barriere für deren Inanspruchnahme dar, was einer der interviewten Männer besonders deutlich zum Ausdruck brachte:

> „[We] liked the idea of PGD from the start. I think the cost was what was holding us back. […] The whole decision was really just either spending the money or not." (Ebd.: 206)

Einige artikulierten darüber hinaus Wut und Enttäuschung darüber, dass die Kosten der PID – im Gegensatz zu den Aufwendungen für die Therapie der fraglichen Erkrankungen – nicht durch ihre Versicherungen übernommen wurden:

> „It aggravates me that the insurance companies won't pay for PGD when people have these documented cases" (Ebd.: 207).

Trotz dieser erheblichen Bedeutung finanzieller Überlegungen und Zwänge überwog bei den Interviewten letztlich die Hoffnung, eine Weitergabe der jeweiligen Erkrankung mittels PID ausschließen zu können (vgl. auch Rubin et al. 2014).[48]

---

47 Risiken lagen für folgende Erkrankungen vor: Adrenoleukodystrophie, Morbus Charcot-Marie-Tooth, Cystische Fibrose, Glykogenspeicherkrankheit, Hämophilie, Morbus Huntington, Hypertrophe Kardiomyopathie, Muskeldystrophie und Spinale Muskelatrophie (vgl. Drazba et al. 2014: 205).

48 Bemerkenswerterweise spielen Dimensionen sozialer Ungleichheit in den Untersuchungen nur eine geringe Rolle, sieht man von den Einkommensverhältnissen ab. Uns ist keine Studie bekannt, die etwa mögliche Zusammenhänge zwischen ethnischer Zugehörigkeit und Nutzungsformen und -präferenzen der PID untersucht. Nur wenige Studien beleuchten die Korrelation zwischen dem Bildungsniveau und der Einstellung gegenüber diesem reproduktionstechnischen Verfahren. So weist etwa die Studie von Borkenhagen et al. (2007), die auf deutsche Paare in reproduktionsmedizinischer Behandlung fokussiert, auf einen negativen Zusammenhang zwischen dem Bildungsgrad und der Akzeptanz dieses Verfahrens hin. Demnach sprechen sich Personen mit niedrigem Bildungsgrad stärker für die Legalisierung der PID sowohl zur Detektion spezifischer Erkrankungen als auch zum Zweck eines (Aneuploidie-)Screenings aus. Sie sind darüber hinaus eher bereit, dieses Verfahren selbst einzusetzen (siehe auch Meister et al. 2005). Ein uneindeutiges Bild zeigte sich in der Studie von Finck et al. (2006: 223): „Education often appeared as an important factor in the analysis of several questions about PGD, but it could not be interpreted without ambiguity when all issues were considered. Accordingly, persons with a higher educational degree perceived both the costs and benefits of PGD more than others. It can be inferred that the evaluation of costs and benefits of this technique could be related to the information practices of each respondent and, as has been described elsewhere, the educational degree does have an influence on having a notion about PGD or not."

Die hohen Kosten einer PID-Behandlung führen aber nicht nur dazu, dass Menschen aus unteren und mittleren Einkommensschichten faktisch von der Nutzung dieser technologischen Option ausgeschlossen werden, falls sie die Aufwendungen selbst tragen müssen. Bedenken hinsichtlich der Kostenhöhe gibt es auch bei Paaren in Staaten, in denen die gesetzliche Krankenversicherung die Kosten der PID übernimmt. Järvholm et al. (2014) interviewten 19 schwedische Paare, die eine Klinik zum Zweck einer PID-Behandlung aufgesucht hatten. Dass die Kosten einer solchen Behandlung in Schweden von den Krankenkassen getragen werden, warf für einige die Frage auf, ob sich diese Aufwendung gesellschaftlicher Ressourcen in ihrem Fall rechtfertigen lässt. Eine der befragten Frauen drückte diesen Abwägungsprozess folgendermaßen aus:

> „And then you can have feelings about PGD that … there are other people with cancer and things like that – so you can feel a bit guilty in some way that this [PGD] is such an expensive treatment … but the society has several layers of problems and if people are feeling well, then society gets better. You can't just only help the patients with cancer or heart diseases." (Järvholm et al. 2014: 65)

Diese ökonomische Rationalität prägt darüber hinaus auch aktuelle Forschungs- und Gesundheitspolitiken. Entsprechende Kostenkalkulationen sind eine wesentliche (De-)Legitimationsgrundlage gesundheitspolitischer Entscheidungen und forschungspolitischer Prioritäten, die vor dem Hintergrund knapper Ressourcen bei gleichzeitig steigenden medizinischen Kosten an Überzeugungskraft gewinnen (siehe z.B. Rothgang & Preuss 2008). So kursieren in der Gesundheitsökonomie sogenannte „Kosteneffektivitätsmodelle", welche die ökonomischen Potenziale einer flächendeckenden Anwendung der PID abschätzen und den Therapiekosten solcher Erkrankungen und Behinderungen gegenüber stellen, die mittels genetischer und reproduktionsmedizinscher Verfahren vorgreifend verhindert werden könnten (vgl. Deutscher Ethikrat 2011: 132; siehe auch Friedrich et al. 2014: 133-158).

Tur-Kaspa et al. (2010) haben für die USA eine exemplarische Kosten-Nutzen-Analyse von IVF/PID-Behandlungen am Beispiel der autosomal-rezessiv vererbten Cystischen Fibrose (CF) durchgeführt. Ausgangspunkt der Überlegungen ist die Beobachtung, dass sich Paare, die um ihren Status als Träger_innen einer entsprechenden genetischen Variation wissen, nach einer pränataldiagnostischen CF-Diagnose häufig nicht für einen Schwangerschaftsabbruch entscheiden. Die Autor_innen sehen darin ein Problem und betrachten ein auf der PID aufbauendes nationales Präventionsprogramm als eine geeignete Alternative, da die Entscheidung für oder gegen einen Schwangerschaftsabbruch durch die vorgeschaltete extrakorporale Embryonenauswahl entfalle.

> „Reluctance to terminate a pregnancy may be a major reason contributing to the continuing birth of more than 1000 children affected with CF annually in the USA […], and therefore, a better preventive strategy should be considered." (Ebd.: 187)

In ihrer Kalkulation kommen sie zu dem Ergebnis, dass die Kosten der medizinischen Behandlung von spontan gezeugten und an CF erkrankten Kindern die Kosten eines nationalen Präventionsprogramms mittels PID statistisch deutlich übersteigen. Würde ein solches Programm in den USA für den Zeitraum von 37 Jahren – der zugrunde gelegten statistischen Lebenserwartung eines an CF erkrankten Menschen – implementiert werden, könnten den Autor_innen zufolge etwa 33,3 Milliarden US-Dollar eingespart werden.

> „In summary, offering IVF–PGD to all CF carrier couples who wish to conceive without facing the dilemma of possible pregnancy termination or raising a sick child is highly cost effective and will save billions of dollars in direct health expenditures. Delivering a healthy baby instead of one affected with CF means avoiding not only direct medical treatment expenses, but also avoiding the significant loss of productivity and quality of life for CF patients and their caregivers over a lifetime." (Ebd.: 195)

Derartige gesundheitsökonomische Kalkulationen bleiben keineswegs auf einer abstrakt-allgemeinen Ebene, sondern finden bereits heute Eingang in konkrete Politiken. Beispiele für diese Entwicklungstendenz liefern die Stoffwechselkrankheit Morbus Gaucher und die Blutkrankheit Beta-Thalassämie. Erstere ist prinzipiell nicht lethal und heute durch höchst effektive Medikamente zu behandeln, die jedoch lebenslang einzunehmen und zudem mit hohen Kosten verbunden sind. In Israel wurde die PID inzwischen zur Selektion potenzieller Anlageträger_innen dieser Krankheit eingesetzt (vgl. Deutscher Ethikrat 2011: 132; siehe auch Altarescu 2011). Letztere ist eine autosomal-rezessiv vererbte Blutkrankheit, deren Prävalenz sich regional deutlich unterscheidet. Einige Staaten, in denen diese Erkrankung besonders häufig auftritt, haben bereits obligatorische Screeningprogramme für Menschen im fortpflanzungsfähigen Alter eingeführt, die jeweils vor einer Heirat durchzuführen sind (z.B. Saudi Arabien und der Iran, vgl. Zlotogara 2009: 250 f.). Den auf diese Weise detektierten Träger_innen der genetischen Mutation wird inzwischen u.a. eine PID angeboten, um die Vererbung der Krankheit zu verhindern und letztlich die relativ hohen Behandlungskosten zu verringern (vgl. Deutscher Ethikrat 2011: 133).

Diese ökonomischen Rationalitäten finden sich nicht nur in gesundheitspolitischen Programmen und Szenarien, sondern auch in den Narrativen von Mediziner_innen und Menschen, die selbst von Krankheitsrisiken betroffen sind. Dies dokumentiert etwa eine qualitative US-amerikanische Studie (Kalfoglou et al. 2005; siehe auch Abschnitt 2.1), in der sowohl PID-

Nutzer_innen als auch reproduktionsmedizinische Expert_innen interviewt wurden. Beide Gruppen sahen in der PID eine Möglichkeit, die medizinischen Behandlungskosten kurzfristig zu senken und die Gesellschaft langfristig von genetisch bedingten Erkrankungen zu entlasten (ebd.: 489). Besonders eindrücklich zeigte sich die Hoffnung, genetische Erkrankungen zukünftig mittels selektiver Reproduktionstechnologien „ausmerzen“ zu können, in den Aussagen eines Laborleiters:

> „I am hoping that, like vaccination, PGD will eliminate some of these ravaging diseases from occur[ing].... [M]aybe fifty years in the future, we will look upon genetics, manipulation of embryos, as the earliest form of perinatal health care". (Ebd.: 489)

Die PID erscheint hier einer immunologischen Impfung vergleichbar, die im 19. und 20. Jahrhundert zur Verdrängung zahlreicher viraler Infektionskrankheiten beigetragen hat, und als Vorreiterin einer „perinatalen Gesundheitsversorgung“, in deren Rahmen genetisch bedingte Krankheiten zukünftig noch früher und effektiver bekämpft werden können. Vor dem Hintergrund dieser Argumentationsmuster und Rationalitätskonzepte ist zu befürchten, dass sich der gesellschaftliche Druck auf Paare erhöhen wird, die trotz einer festgestellten Indikation die PID oder PND ablehnen.

4 Verantwortungszuweisungen und Diskriminierungspotenziale

Wie die vorangegangenen Kapitel gezeigt haben, sind die in den Studien dokumentierten Erfahrungen mit der PID nicht zu trennen von Techniken des Risikomanagements und Praktiken der Prävention und (Selbst-)Überwachung. In diesem Kapitel wollen wir genauer untersuchen, wie die medizinische Möglichkeit der Diagnose genetischer Krankheiten und Krankheitsrisiken Erwartungen an ein verantwortliches oder rationales Gesundheits- oder Reproduktionsverhalten strukturiert. Auf Grundlage der Ergebnisse empirischer Untersuchungen soll zunächst der Frage nachgegangen werden, ob sich im Kontext der PID ein Wandel normativer Konzepte und institutioneller Erwartungen beobachten lässt. Veränderte gesellschaftliche Erwartungen könnten wiederum Ängste, Schuldzuweisungen und negative Kategorisierungen hervorrufen und nicht zuletzt einen wichtigen Nährboden für Praktiken der Stigmatisierung und Diskriminierung bilden. Im zweiten Teil des Kapitels sollen daher mögliche Folgewirkungen dieser technologischen Option für Menschen in den Blick genommen werden, die heute oder in Zukunft mit chronischen Krankheiten oder Behinderungen leben.

4.1 Genetische Verantwortung und technologischer Imperativ

In einer Studie zu den gesellschaftlichen Implikationen der Pränatal- und Gendiagnostik hat die Soziologin Elisabeth Beck-Gernsheim (1994) bereits in den 1990er Jahren auf eine „Expansion der Verantwortung" (ebd.: 325) hingewiesen. Dieser Begriff werde zunehmend „in Richtung einer qualitativen Auswahl gefasst, ansetzend bereits vor der Geburt, vielleicht sogar vor der Zeugung" (ebd.: 326). Als „verantwortlich" erscheine in dieser Perspektive die Vermeidung der Geburt vermutlich behinderter oder kranker Kinder durch Aufgabe des Kinderwunsches oder einen Schwangerschaftsabbruch nach auffälligem Befund. Beck-Gernsheim befürchtete, dass pränatal- und gendiagnostische Verfahren zu einem

> „einflußreichen Faktor der Normierung von Lebensstilen werden. Die Funktion der Verhaltenssteuerung, früher von den traditionellen Instanzen sozialer Kontrolle

(z.B. Religion) ausgeübt, werde dann, zumindest partiell, von der Medizintechnologie übernommen.“ (Ebd.: 331; siehe auch Beck-Gernsheim 1996; Weir 1996; Ruhl 1999).[49]

In den gesichteten empirischen Studien finden sich eine Reihe von Hinweisen darauf, dass die PID diese Vorstellung einer „genetischen Verantwortung“ (Kollek & Lemke 2008: 223-287) weiter fördert, der zufolge es normativ geboten erscheint, die Weitergabe ‚kranker' Gene an die nächste Generation zu verhindern.[50] So zeigt etwa die Erhebung von Wüstner und Heinze (2007), dass es auch bei Menschen mit einem höheren Bildungsniveau oft nur ein kleiner Schritt von der Einforderung reproduktiver Autonomie zur Befürwortung von Zwangsmaßnahmen ist. In einer kulturvergleichenden Studie haben die beiden Sozialwissenschaftler_innen die Einstellung von Studierenden in Deutschland und Japan untersucht.[51] Die Mehrheit beider Stichproben befürwortete einen Zugang zur PID (Deutschland: 51,3 Prozent, Japan: 75,2 Prozent). Ein Viertel der deutschen (25,1 Prozent) und 15 Prozent der japanischen Studierenden waren darüber hinaus der Auffassung, dass eine PID für Paare mit genetischen Erkrankungsrisiken verpflichtend sein sollte.

Indirekte Hinweise darauf, dass sich Menschen mit einer genetisch bedingten Krankheit oder genetischen Krankheitsrisiken bereits heute mit Vorstellungen einer spezifischen Reproduktionsverantwortung konfrontiert sehen, liefern Berichte von Mediziner_innen und anderen (reproduktions-)medizinischen Expert_innen. So dokumentiert eine qualitative Interviewstudie mit britischen, italienischen und schwedischen Genetiker_innen und Gynäkolog_innen (Zeiler

49 Eine ähnliche Entwicklung beobachtete die britische Soziologin Nina Hallowell (1999) auf Grundlage einer empirischen Studie, in deren Mittelpunkt Interviews mit Frauen standen, die ein erhöhtes Risiko für erblichen Brust- und Eierstockkrebs aufwiesen. Hallowell kommt zu dem Schluss, dass im Kontext der prädiktiven Medizin eine neue Facette des Verantwortungsdiskurses entstanden sei, die mit Vorstellungen eines genetischen Fatalismus bricht: „The construction of health as a moral issue has generally be confined to discussions of voluntary health risks – people's lifestyle choices or behaviour. More recently it has been observed that individuals not only have a responsibility to avoid voluntarily exposing themselves and others to health risks, but also may be seen as bearing some responsibility for their genetic risks. […] Indeed, it can be argued that because genetic risks are portrayed as part of the individual's make up their responsibility to act to protect their health, or the health of future generations, is emphasized, for inherited risk cannot be blamed upon external sources.“ (Ebd.: 98)

50 Eine zentrale Bedeutung für die Prozesse der Verantwortungsattribution kommt der Konstruktion genetischer Risiken zu. In Kontrast zum naturwissenschaftlich-mathematischen Risikobegriff werden diese hier nicht als objektive Phänomene, sondern als Effekt soziokultureller (Wissens-)Praktiken begriffen. Diese Praktiken transformieren ereignishafte Gefahren in kalkulierbare Risiken und werfen zugleich die Frage nach verantwortlichen Entscheidungen und Akteuren auf (siehe z.B. Lemke 2000; Lupton 2007).

51 Grundlage der Analyse waren standardisierte Fragebögen, die von jeweils 360 deutschen und japanischen Studierenden ausgefüllt wurden.

2004), dass einige Paare die PID nicht als technologisches Angebot, sondern als moralische Notwendigkeit begreifen. Eine Nicht-Inanspruchnahme dieser Technologie erleben die Betroffenen dementsprechend als schuldhaft und unverantwortlich, wie eine Ärzt_in auf Grundlage ihrer eigenen Beratungserfahrungen deutlich macht:

> „Simply because this technology is there, many couples seem to feel that they must take it, that they are denying their future children [something] if they don't take it." (Ebd.: 181)

Die PID scheint somit eine normative Dynamik zu entfalten, die auch die Reproduktionsentscheidungen der Betroffenen affiziert und die die Autorin als „internalisierten technologischen Imperativ" (ebd.) begreift (siehe auch Hershberger & Peirce 2010). Auch die reproduktionsmedizinischen Expert_innen, die Kalfoglou et al. (2005) in ihrer bereits mehrfach zitierten Studie befragten, antizipierten neue Verantwortungserwartungen im Kontext der PID. Ein interviewter Laborleiter brachte diese Sorge etwa wie folgt zum Ausdruck:

> „[W]e look very much askance at women who don't seek good prenatal care, and I just wondered if the same sort of judgmentalism might not be applied to people with respect to avoiding genetic disease. Like, ‚how could you have that baby…for heaven's sake, why didn't you go get tested?'" (Kalfoglou et al. 2005: 491)

Die Vorstellung einer moralischen Verpflichtung, von der technologischen Option einer PID Gebrauch zu machen, wird dabei nicht nur von außen an die Betroffenen herangetragen, sondern auch von Menschen artikuliert, die selbst von genetisch bedingten Krankheiten oder Krankheitsrisiken betroffen sind. Viele empirische Studien zu Motiven einer eventuellen Nutzung von PND oder PID zeigen, dass die Betroffenen ihre Reproduktionsentscheidungen in der Regel so auszugestalten suchen, dass sie genetische Krankheitsrisiken möglichst nicht weitervererben. Zahlreiche Paare verzichten vor diesem Hintergrund auf leibliche Kinder oder unterziehen sich einer Pränataldiagnostik und beenden die Schwangerschaft bei einem auffälligen Befund, um die Geburt von Kindern zu verhindern, die von ‚kranken' Genen betroffen sind. Auf diese Weise versuchen sie nicht nur, gesundheitliches Leiden ihrer zukünftigen Kinder zu vermeiden, sondern auch möglichen Gewissensbissen und Schuldvorwürfen entgegenzuwirken. Dies ist exemplarisch in einer niederländischen Untersuchung dokumentiert (Derks-Smeets et al. 2014). In der Studie wurden Interviews mit 18 Paaren geführt, die vor dem Hintergrund einer Disposition für erblichen Brust- und Eierstockkrebs, die bei jeweils einem der Partner_innen vorlag, die Durchführung einer PID zur Realisierung ihres Kinderwunsches in

Erwägung zogen.[52] Die Hälfte der interviewten Paare war der Auffassung, dass es angesichts ihrer Kenntnis des erblichen Charakters der Erkrankung und der verfügbaren reproduktionstechnologischen Optionen, ihre moralische Pflicht sei, die PID zu nutzen, um ihren zukünftigen Kindern Leid zu ersparen. Dementsprechend antizipierte eine der interviewten Personen, die sich sowohl gegen eine PID als auch gegen eine PND entschieden hatte, dass sie Schuldgefühle entwickeln würde, falls bei ihrem Kind ebenfalls ein erhöhtes genetisches Risiko für Brust- und Eierstockkrebs festgestellt werden sollte:

> „What I was afraid of myself, or still am actually, are those feelings of guilt. They might not be so relevant now, but in about twenty or thirty years when my child would go for a DNA test. . . Imagine it will be positive, then I would have to relive this all over again. And then, I would tell myself: it's your own fault and you could have prevented this. . ." (Derks-Smeets et al. 2014: 1107).

Andere Paare betrachteten eine Entscheidung gegen die Nutzung der PID insofern als inakzeptabel, als diese später den eigenen Kindern dieselbe belastende Entscheidungssituation aufbürde, in der sie sich gerade befanden:

> „Sometimes I look at my son and think: ‚Will you end up in the same sticky situation with your partner as we did, just because we may have chosen the easy way out?'" (Ebd.).

In dieselbe Richtung deuten die Ergebnisse einer US-amerikanischen Studie (Freedman 1998), die auf Interviews mit Frauen beruht, die sich vor dem prädiktiven Test für erblichen Brust- und Eierstockkrebs genetisch beraten ließen. Eine der interviewten Frauen beschrieb anschaulich das Dilemma, mit dem sie sich konfrontiert sah. Sie betonte die Aussicht auf diagnostische Gewissheit über vorliegende Krankheitsrisiken, aber antizipierte auch die Schuldzuweisung, falls sie sich gegen den Test entscheiden sollte:

> „There is a tyranny involved because the technology is available. I feel that it would be stupid of me not to avail myself of it. If there is anything that I can do to assure myself that I do not have to share my mother's fate, that I won't die a horrible death from ovarian cancer, I will do it. I don't want to be in the position down the road of beating my head against the wall and saying, ‚Why didn't I do this?'" (Ebd.: 217)

Auch eine weitere niederländische Studie (Ormondroyd et al. 2012), die die Perspektive von kinderlosen Frauen mit einem erhöhten genetischen Brust- und Eierstockkrebsrisiko (BRCA 1/2) untersuchte, zeigt, wie verbreitet das Anliegen ist, die generationale Weitergabe des BRCA-Gens zu verhindern. Da die Mehrheit der Befragten davon ausging, dass ein mittels PND festgestelltes

52 Darüber hinaus umfasst die Studie auch vier Fokusgruppen mit Paaren, die von Krankheitsrisiken betroffen waren.

Risiko für Brust- und Eierstockkrebs keinen Schwangerschaftsabbruch rechtfertige und dieser zudem mit einer emotionalen Belastung und potenziellen Traumatisierung verbunden sei, sahen sie in der PID eine geeignete Alternative. Die Autor_innen kommen zu dem Schluss, dass die Akzeptanz der PID bei Menschen mit genetischen Krankheitsisiken für spätmanifestierende Krebserkrankungen nicht nur durch den Wunsch nach einem gesunden Kind motiviert sei; im Vordergrund stünde vielmehr die Hoffnung, auf diese Weise die intergenerationale Weitergabe der Risiken zu verhindern.[53]

Diese Verantwortungsvorstellung findet sich auch bei Paaren, die nicht von einem Risiko für erblichen Brust- und Eierstockkrebs, sondern von anderen genetisch bedingten Erkrankungen betroffen sind. Im Rahmen einer belgischen Studie (Decruyenaere et al. 2007) wurden beispielsweise Menschen interviewt, bei denen ein positives Gentestergebnis für die Huntington-Krankheit vorlag, eine spätmanifestierende neurodegenerative Erkrankung, die dominant vererbt wird. Im Zentrum der Studie standen Motive und Faktoren, die Reproduktionsentscheidungen nach einem prädiktiven Test für die Huntington-Krankheit beeinflussen. Dabei zeigte sich, dass bereits die bloße Existenz von PND und PID Druck auf Betroffene ausübt, die zur Verfügung stehenden diagnostischen Möglichkeiten auch zu nutzen, um nicht mit Schuldgefühlen („anticipated guilt and regret") konfrontiert zu sein. So berichtete etwa ein männlicher Anlageträger, der zusammen mit seiner Partnerin eine PID durchführen ließ:

> „My father always said: we didn't know and there was nothing we could do. But we have the possibility to prevent the birth of a child at risk. So, we can't say anymore that we didn't know or that we couldn't do anything. […] You knew you could do something but you didn't." (Decruyenaere et al. 2007: 458)

Auch die Studie von Klitzman et al. (2007) dokumentiert entsprechende normative Ambivalenzen im Kontext der (Nicht-)Nutzung von PID und PND. Die Autor_innen interviewten 21 Individuen, in deren Familie die Huntington-Krankheit aufgetreten war. Einige der Betroffenen hatten einen prädiktiven Gentest in Anspruch genommen und wussten, dass sie mit großer Wahrscheinlichkeit später in ihrem Leben an der Krankheit leiden werden. Die Befragten gaben der Sorge Ausdruck, dass sie in Zukunft dafür verantwortlich gemacht würden, falls ihre Kinder die für die Huntington-Krankheit typische genetische Variation aufweisen. Sie befürchteten auch, dass die zukünftig geborenen ‚Anlageträger_innen' selbst stigmatisiert werden könnten. In dem Material findet sich darüber hinaus die Vorstellung einer nicht nur moralischen, sondern auch sozialen Verantwortung zur Vermeidung der Geburt eines Kindes mit

53 In diese Richtung scheint auch die Bemerkung eines Paares zu gehen, die in der Studie von Quinn et al. (2009a: 445) dokumentiert ist: „I'm not exactly sure how I feel about PGD but if it can wipe out breast and ovarian cancer then I say, go for it!!!"

einem Risiko für die Huntington-Krankheit. Diese Vorstellung, der zufolge ein solches Kind eine „Last für die Gesellschaft" (Klitzman et al. 2007: 358; Übers. d. A.) darstellt, betrachteten einige der Befragten nicht allein als eine von außen an sie herangetragene (und zu kritisierende) Erwartung; vielmehr machten sie sich diese Präventionslogik selbst zu eigen. Ein Betroffener brachte diese Überlegung folgendermaßen auf den Punkt:

> „It seems unfair to ask people to forgo childbearing, but at the same time, you're burdening society with people that are going to get sick." (Klitzman et al. 2007: 358)

Viele Dimensionen dieses Diskurses „genetischer Verantwortung" sind Teil einer umfassenderen Präventions- und Risikologik, die sich nicht nur im Rahmen der PID, sondern auch im Kontext pränataldiagnostischer Angebote und prädiktiven genetischen Wissens artikuliert (vgl. etwa Lengwiller & Madarász 2010). Es gibt jedoch eine wichtige Besonderheit bei der Anwendung der PID, die ein neues Feld normativer Erwartungen und Verantwortungszuweisungen eröffnet: die Frage, wie mit den Embryonen verfahren werden soll, die nicht in die Gebärmutter eingesetzt werden. Zukünfig könnten sich die Nutzer_innen der PID mit der Erwartung konfrontiert sehen, die ‚überflüssigen' Embryonen der wissenschaftlichen und medizinischen Forschung zur Verfügung zu stellen. Der Grund dafür ist, dass Embryonen von zahlreichen Wissenschaftler_innen als besonders geeigneter ‚Rohstoff' – „the best tool you can get" (Franklin 2013: 99) – der Stammzellforschung begriffen werden. Sie seien für die Untersuchung von Krankheitsmechanismen und für die Arzneimittelforschung deutlich besser geeignet als etwa tierische Zellen (siehe z.B. Pickering et al. 2003; Stephenson et al. 2013). Angesichts dieser Rahmenbedingungen ist denkbar, dass der wachsende ‚Bedarf' an Embryonen für biomedizinische Forschungszwecke sowie die Aussicht auf therapeutische Erfolge und kommerzielle Gewinne zu einer Aufweichung des rechtlichen Embryonenschutzes und zur Absenkung regulatorischer Standards beiträgt. Sollten sich Paare unter diesen Umständen gegen die Freigabe ‚überflüssiger' Embryonen zu Forschungszwecken entscheiden, könnte dies als egoistisch und unverantwortlich begriffen werden (siehe Cooper & Waldby 2014: 89-115).

Welche Sorgen und Selbstzweifel sich mit der Praxis der Einlagerung ‚überflüssiger' Embryonen verbinden, zeigt etwa die australische Studie von Karatas et al. (2010a). Die von den befragten Frauen artikulierten moralischen Ambivalenzen bezogen sich zunächst auf die Embroyen, die zukünftig für weitere Behandlungen zur Verfügung stehen. Eine der Befragten brachte dies folgendermaßen zum Ausdruck:

> „Yeah it's a dilemma actually because I don't know whether we'll have any more children. But then you think that you've created these potential little lives and they

> should be given a chance. . . I'd hate to think there are two other little (daughter's name) sitting there that we denied life to them. So it's quite profound." (Ebd.: 775).

Als besonders belastend empfanden die Befragten jedoch die Frage, was mit Embryonen geschehen sollte, die von der untersuchten genetisch bedingten Krankheit betroffen waren. Dieses Gefühl beschrieb eine Befragte folgendermaßen:

> „I can remember at the clinic asking very clearly what do you do with the embryos that are (chromosomally) unbalanced and she said discard them. And that had this huge clunk emotionally with me because I didn't draw a line between an embryo with unbalanced translocation and my daughter who had died who I loved." (Ebd.: 775).

Sollten PID-Nutzer_innen zukünftig mit der institutionellen Erwartungen konfrontiert werden, die ‚überflüssigen' Embryonen für Forschungszwecke zur Verfügung zu stellen, dürfte dies die herausgearbeiteten moralischen Konflikte weiter verstärken.

4.2 Mögliche Diskriminierung von Menschen mit Behinderungen und chronischen Krankheiten

Neben neuen sozialen und institutionellen Erwartungen entfalten sich im Kontext der PID weitere Folgewirkungen für Personen, die von Behinderungen und chronischen Erkrankungen betroffen sind. So wurde kritisch angemerkt, dass mit der Selektion von Embryonen im Rahmen einer PID zugleich ein moralisches Werturteil über das Leben derer vorgenommen werde, die Träger_innen des jeweiligen Merkmals sind (z.B. Roberts 2002: 5). Die technologische Möglichkeit einer PID wird daher von Vertreter_innen der Behindertenbewegung, aber auch von einigen kritischen Bioethiker_innen „als Demütigung für Menschen mit Behinderung angesehen und als Infragestellung ihrer Existenz und Signal eines Nichtwillkommenseins und des Nichtdazugehörens empfunden" (Deutscher Ethikrat 2011: 64 f.).

Um das Diskriminierungspotenzial der PID abschätzen zu können, sind sozialwissenschaftliche Studien von besonderer Relevanz, die den Erfahrungen und Ängsten von Menschen mit einer Krankheit oder Behinderung nachgehen, deren Weitervererbung durch eine PID regelmäßig verhindert werden soll. In einigen der Studien finden sich Belege dafür, dass ein Teil der Befragten die (Möglichkeit der) Nutzung der PID eng mit einem Urteil über den eigenen Lebenswert verbindet. In der US-amerikanischen Studie von Quinn et al. (2009) bringt eine der Befragten diese Verknüpfung beispielhaft zum Ausdruck, wenn sie die Reproduktionsentscheidung ihrer Eltern mit den aktuellen diagnostischen Möglichkeiten kontrastiert:

> „These things (breast/ovarian cancer) can be diagnosed and treated early. I would hate to think my parents would have chosen not to have me if they knew I carried the gene for breast cancer.“ (Quinn et al. 2009a: 445)[54]

Eine andere Person wendet sich gegen die Nutzung der PID zur Selektion der BRCA 1/2-Mutation, indem sie ihr eigenes Krankheitsrisiko unter Verweis auf die Normalität genetischer Variationen entdramatisiert:

> „I do not think a woman should avoid having children if she is BRCA positive. Everyone has genetic mutations, those of us who are BRCA positive just happen to know what ours means.“ (Ebd.)

Die Studie zeigt eindringlich, dass die Selektionsentscheidungen im Rahmen der PID gesellschaftliche Normalitätsvorstellungen reproduzieren und verstärken; zumindest indirekt affizieren sie somit auch die Selbstdeutungen und Identitätskonstrukte von Menschen, die in den Indikationsbereich dieses Verfahrens fallen. Daher wird nicht nur in medizinethischen Debatten, sondern insbesondere auch von Akteuren aus der Behindertenbewegung gefordert, auf sogenannte Indikationslisten zu verzichten, in denen alle genetischen Variationen aufgeführt sind, bei deren Diagnose der Einsatz dieser Technologie angezeigt oder zumindest zulässig sein soll (z.B. Wagenmann 2012; Grüber et al. 2016: 17 f.). Im Vergleich zu einer Regelung, die auf Einzelfallentscheidungen aufbaut, würde dieses Vorgehen nicht nur die aufgezeigten institutionellen und sozialen Erwartungen weiter verstärken, mit denen sich Betroffene konfrontiert sehen, sondern hätte auch negativen Einfluss auf die Selbstwahrnehmung der Betroffenen.

Prinzipiell ermöglicht die PID auch die gezielte Auswahl von Merkmalen, die gewöhnlich als Krankheit oder Behinderung begriffen werden. Embryonen mit der gesuchten genetischen Variation würden in diesen Fällen gerade nicht ausgeschlossen, sondern im Gegenteil ausgesucht und in den Uterus transferiert. Dieses quer zur hegemonialen gesellschaftlichen Präventionslogik liegende Selektionsinteresse lässt sich beispielhaft an einem lesbischen Paar illustrieren, das sich im Jahr 2002 ein Kind wünschte, das – ebenso wie sie selbst – von Gehörlosigkeit betroffen sein sollte. Die Frauen begriffen Gehörlosigkeit nicht als Behinderung, sondern als elementaren Bestandteil ihrer eigenen kulturellen Identität. Sie erfüllten sich ihren besonderen Kinderwunsch,

---

54 Ein erheblicher Anteil der Befragten befürchtete darüber hinaus, dass in Folge dieser technologischen Selektionsoption die Suche nach einer wirksamen Therapie von Brust- und Eierstockkrebs an Relevanz verlieren und notwendige Investitionen in entsprechende medizinische Forschungsprojekte unterbleiben könnten (Quinn et al. 2009a: 445).

indem sie auf einen Samenspender zurückgriffen, der ebenfalls von einer erblichen Form der Gehörlosigkeit betroffen war (vgl. Savulescu 2002; Spiewak & Viciano 2002; Dennis 2004). Im konkreten Fall kam somit keine PID zum Einsatz; prinzipiell hätte dieses Verfahren jedoch eine deutlich präzisere Alternative zur Auswahl des Samenspenders dargestellt, sodass die PID auf ein entsprechendes Interesse bei Behindertengruppen treffen könnte. Im Rahmen einer britischen Fragebogenstudie (Middleton et al. 2001) wurden 644 gehörlose Menschen nach ihrer Einstellung gegenüber einem genetischen Test auf erbliche Gehörlosigkeit im Rahmen einer PND befragt.[55] Sie kam zu dem Ergebnis, dass etwa 21 Prozent der Betroffenen einen solchen Test ernsthaft in Betracht ziehen würden; immerhin zwei Prozent dieser Personen präferierten ein Kind mit Gehörlosigkeit und würden – sollte dieses Merkmal nicht vorliegen – einen Schwangerschaftsabbruch erwägen. Inzwischen liegt auch eine Fragebogen-Untersuchung vor, die Einstellungen und Erfahrungen von (volljährigen) Kindern gehörloser Eltern (N=66) erfasst, die selbst keine Einschränkungen der Hörfähigkeit aufwiesen (Mand et al. 2009). Alle Befragten sahen in der Gehörlosigkeit Facetten einer distinkten Kultur und missbilligten deren Charakterisierung als Behinderung. Die deutliche Mehrheit gab an, keine Präferenz für oder gegen Gehörlosigkeit bei ihren eigenen Kindern zu haben (72,3 Prozent) und lehnte den Einsatz der PID/PND zu diesem Zweck prinzipiell ab (60 Prozent).[56] Diejenigen, die sich nicht grundsätzlich gegen diese diagnostischen Verfahren aussprachen, akzeptierten deren Einsatz tendenziell eher in solchen Situationen, in denen sich die Paare für ein Kind entschieden, das dieselben Charakterisika aufweisen sollte wie die potenziellen Eltern. Eine der Befragten brachte ihr Verständnis wie folgt zum Ausdruck:

> „I believe that Deaf parents have the right to select a Deaf child who will fully share their culture — Deaf children with signing Deaf parents are not at a significant disadvantage with respect to educational and social opportunities." (Ebd.: 724)

Obwohl eine solche ‚minoritäre' Nutzung der PID für Selektionsinteressen, die gesellschaftlichen Normalitätsvorstellungen hinsichtlich Krankheit und Behinderung entgegenstehen, grundsätzlich vorstellbar ist, dürfte diese Einsatzperspektive in der Praxis (u.a. aufgrund der in vielen Staaten bestehenden rechtlichen Schranken) nur eine marginale Rolle spielen. Eher stellt sich umgekehrt die Frage, ob die Verfügbarkeit der PID die gesell-

55 Daneben wurde auch die Einstellung von Personen mit Schwerhörigkeit (N=143) sowie uneingeschränktem Gehör (N=527) erfasst.

56 Keine Person gab an, ein Kind mit Gehörlosigkeit zu präferieren; 27,7 Prozent wünschten sich ein Kind ohne Einschränkungen der Hörfähigkeit.

schaftliche Akzeptanz von Menschen mit Behinderungen oder chronischen Krankheiten beeinträchtigt. Die Befürchtung, dass sich die PID in eine allgemeinere Präventionsrationalität einschreibt, die auf die Vermeidung der Existenz von als ‚krank' oder ‚behindert' klassifizierten Menschen abzielt, artikulierten etwa niederländische Expert_innen, deren Meinungen und Erwartungen im Rahmen einer Delphi-Studie untersucht wurden (Vergeer et al. 1998).[57] Eine Gruppe aus Sozialwissenschaftler_innen, Psycholog_innen, Ethiker_innen sowie Vertreter_innen von Selbsthilfevereinigungen wurde dabei aufgefordert, die gesellschaftliche Akzeptanz zweier hypothetischer Fälle auf einer fünf-stufigen Skala einzuschätzen: erstens eine Frau im Alter von 36 Jahren, deren Kind mit Trisomie 21 geboren wird; zweitens ein Kind mit einer lethalen genetisch bedingten Erkrankung, die bereits zuvor in der Familie aufgetreten war. Die befragten Expert_innen erwarteten aufgrund der Verfügbarkeit der PID zukünftig sowohl eine Abnahme der gesellschaftlichen Akzeptanz als auch eine sinkende Bereitschaft, die Kosten für die Behandlung ‚vermeidbarer' Erkrankungen zu tragen. Sie sahen daher die Notwendigkeit, die Bevölkerung umfassender über die Möglichkeiten und Grenzen präventiver Technologien, deren Auswirkungen auf die Wahrnehmung von Behinderung und Krankheit sowie die Bedeutung des Rechts auf reproduktive Selbstbestimmung zu informieren (siehe ebd.: 11).

Diese Einschätzung wird auch von den reproduktionsmedizinischen Expert_innen sowie PID-Nutzer_innen geteilt, die Kafoglou et al. (2005) im Rahmen einer qualitativen Interview-Studie befragten. Insbesondere genetische Berater_innen artikulierten die Sorge,

> „that society might become less tolerant of the disabled and their parents and that, as a result, couples may feel pressured to use PGD to avoid having an affected child" (ebd.: 491).

Ebenso teilten die Studienteilnehmer_innen die Annahme, dass zukünftig die Bereitschaft zur Übernahme medizinischer Behandlungskosten für als vermeidbar begriffene Erkrankungen weiter abnehmen und Krankenkassen betroffenen Personen den Versicherungsschutz verweigern könnten (ebd.).

Die Studienergebnisse machen darüber hinaus deutlich, dass individuelle Reproduktionsentscheidungen in umfassendere gesellschaftlichen Verhältnisse eingebettet sind, die diese konfigurieren und restringieren. Deren Wirkmächtigkeit zeigen die britischen Sozialwissenschaftler_innen Jackie Leach Scully, Sarah Banks und Tom W. Shakespeare (2006) auf der Grundlage von Grup-

57 Im konkreten Fall wurden Fragebögen, Interviews und Gruppendiskussionen miteinander kombiniert.

pendiskussionen und Interviews auf.[58] Im Gegensatz zu dominanten westlich-liberalen Positionen der Bioethik, rekurrierten die Studienteilnehmer_innen in ihrer Diskussion der moralischen Beurteilung von Selektionsentscheidungen im Rahmen der PID neben abstrakten normativen Prinzipien auch auf konkrete gesellschaftliche Verhältnisse. Ohne die systematische Berücksichtigung des gesellschaftlichen Kontexts wie etwa der ökonomischen Situation und der gesellschaftlichen Akzeptanz von Menschen mit Behinderung, könnten solche Entscheidungen nicht angemessen eingeschätzt und beurteilt werden. Ein Sozialarbeiter machte dies in einer der Gruppendiskussionen folgendermaßen deutlich:

> „If you have a disabled child you have to battle and struggle and you are mostly unsupported. That's the context in which parents are potentially making a choice, they are not making a choice in a neutral setting. They are not living in a place where they can be free to make choices." (Ebd.: 25)

Dies macht deutlich, dass auch die befürchtete Abnahme der gesellschaftlichen Akzeptanz von Behinderung und der Abbau sozialer Sicherungssysteme die Parameter der Entscheidung für oder gegen eine PID bestimmen. Sollte sich der von den Expert_innen diagnostizierte Trend weiter verstärken, dürften die mit einer Entscheidung gegen dieses Verfahren bereits heute verbundenen Unsicherheiten und Ängste noch einmal an Bedeutung gewinnen.

58 An den Gruppendiskussionen, die zwischen 2002 und 2004 im Nordosten Englands durchgeführt wurden, nahmen Personen im Alter zwischen 14 und etwa 80 Jahren teil. Die Teilnehmer_innen jeder Gruppe hatten einen gemeinsamen beruflichen Hintergrund (z.B. Sozialarbeit, Jugendarbeit) oder teilten ein bürgerschaftliches Engagement (z.B. in einem kommunalen Bildungsprojekt).

5 Medizinisch-technische Determinanten und Kontextbedingungen zukünftiger Nutzungsmöglichkeiten der PID

Eine Einschätzung der zukünftigen Anwendungsfelder der PID und ihrer gesellschaftlichen Implikationen ist nicht möglich, ohne medizinisch-technische Innovationsprozesse systematisch einzubeziehen. Im Folgenden werden daher wesentliche technologische und wissenschaftliche Kontextbedingungen dieses Verfahrens skizziert, die dessen weitere Verbreitung und Akzeptanz maßgeblich beeinflussen dürften. Da die PID an der Schnittstelle von Reproduktionsmedizin und Gendiagnostik verortet ist, werden neuere technologische Entwicklungen in diesen beiden Feldern berücksichtigt.

5.1 Neue Sequenziertechnologien und *Karyomapping*

Die zukünftigen Nutzungsperspektiven und -kontexte der PID hängen zunächst von der weiteren Optimierung ihrer „technologischen Plattform" – der In-vitro-Fertilisation – ab. Im Vordergrund der Anstrengungen steht dabei erstens eine generelle Erhöhung der bislang relativ geringen Erfolgschancen, d.h. der Schwangerschaftsrate nach einer assistierten Reproduktion, und zweitens eine signifikante Verringerung der mit der IVF einhergehenden physischen Belastung der behandelten Frauen, insbesondere durch die notwendige ovarielle Stimulation (siehe Ho 2009). Darüber hinaus spielt die IVF eine zentrale Rolle, da sie die infrastrukturelle Voraussetzung nicht nur der PID, sondern auch für Forschungen zu regenerativer Medizin, embryonalen Stammzellen und somatischem Zellkerntransfer darstellt (Franklin 2013: 37). Sie verknüpft die PID also mit weiteren biowissenschaftlichen Anwendungsfeldern, sodass deren Konjunkturen indirekt auch die Zukunftsperspektiven der PID bestimmen.[59]

59 Dies wurde in Kapitel 4.1 bereits für die Stammzellforschung gezeigt. Da zahlreiche Wissenschaftler_innen dieser Disziplin ‚überflüssige' Embryonen als ein besonders geeignetes Material für ihre Forschung begreifen, könnten sich Paare nach der Durchführung einer PID zukünftig mit der Erwartung konfrontiert sehen, die nicht in den Uterus transferierten Embryonen für Forschungszwecke zur Verfügung zu stellen.

Die Optimierung der PID hängt – neben der Verbesserung der IVF – vor allem von der technologischen Entwicklung im Feld der Gendiagnostik ab. In den vergangenen Jahren haben sich die diagnostische Präzision und die Menge des analysierten Datenmaterials deutlich erhöht, während sich im gleichen Zeitraum die Kosten und Dauer der Untersuchung erheblich verringert haben. Heute stehen äußerst leistungsfähige Technologien wie DNA-Chips und die Ganzgenom-Sequenzierung zur Verfügung, die es erlauben, eine Vielzahl genetischer Besonderheiten schnell und kostengünstig zu analysieren. Die Entwicklung dieser Sequenziertechnologien (sogenannter Hochdurchsatzverfahren) hat inzwischen einen Stand erreicht, der ihren Einsatz nicht nur in der medizinischen Grundlagenforschung, sondern auch im klinischen Alltag ermöglicht. Dabei ist zu beobachten, dass umfassende und ausdifferenzierte Testsysteme zunehmend an die Stelle von Einzeltests treten, die eine spezifische genetisch bedingte Erkrankung detektieren sollen (siehe z.B. Schmid 2014).

Es ist zu erwarten, dass diese diagnostischen Optionen in Zukunft vermehrt angeboten und auch auf eine entsprechende Nachfrage treffen werden. Dabei dürfte die technische und kommerzielle Dynamik in zweierlei Hinsicht zu einer Ausdehnung der Anwendungsgebiete und Indikationen der PID führen. Erstens identifizieren die neuen Verfahren der Genomanalyse und der genetischen Diagnostik zunehmend genetische Krankheitsdispositionen, die mit dem Auftreten weit verbreiteter Krankheiten (z.B. Diabetes, Alzheimer, etc.) assoziiert werden. Da es diese Techniken erlauben, in kurzer Zeit und zu moderaten Preisen gleichzeitig eine Vielzahl von krankheitsrelevanten genetischen Variationen zu analysieren, könnte sich die Aufmerksamkeit von der Abklärung konkreter Erkrankungsrisiken zu unspezifischen Screeningstrategien verschieben. Zu befürchten steht, dass die neuen gentechnologischen Möglichkeiten bzw. deren Verknüpfung mit reproduktionsmedizinischen Optionen dazu führen, im Rahmen der PID ‚Risikoprofile' der untersuchten Embryonen zu erstellen, um diese dann – abhängig von den jeweiligen Auswahlkriterien – zu transferieren, aufzubewahren oder zu verwerfen (Deutscher Ethikrat 2011: 130-132).[60]

Zweitens lassen sich mit diesen kostengünstigen und umfassenden Testsystemen auch sogenannte heterozygote Anlageträger_innenschaften für seltene, rezessiv vererbte Erkrankungen erstmals in sehr großer Zahl untersuchen. Das diagnostische Spektrum dieses erweiterten Anlageträger_innen-Screenings („expanded carrier screening") umfasst mehrere Hundert genetische Anlagen, die gleichzeitig analysiert werden können, und reicht von schwerwiegenden

60 Darüber hinaus wird die Totalsequenzierung des Genoms im Rahmen der PID auch zur Identifikation chromosomaler Variationen eingesetzt, die zu einer Fehl- oder Totgeburt führen können, um auf diese Weise die Erfolgsrate der IVF zu steigern (Süddeutsche Zeitung 2013; Bahnsen 2013).

Leiden, die mit großer Sicherheit tödlich verlaufen, bis hin zu weniger gravierenden und/oder gut behandelbaren Krankheiten. Das neue gendiagnostische Arsenal richtet sich dabei vor allem auf Paare mit Kinderwunsch, da es nun möglich wird, bereits vor einer Schwangerschaft im Rahmen einer ‚präkonzeptionellen Gendiagnostik' die ‚genetische Kompatibilität' der prospektiven Eltern zu überprüfen. Falls bei beiden Partner_innen die gleiche rezessive Krankheitsanlage identifiziert wird, stünde bei vorschwangerschaftlicher Testung die PID als mögliche Präventionsoption zur Verfügung.[61] Noch ist wenig darüber bekannt, welche dieser sogenannten reproduktiven Optionen Paare nach einem positiven Befund bevorzugt wählen. Neben der eingeschränkten Verfügbarkeit der PID liegt dies auch daran, dass bisher Anlageträger_innen-Tests (z.B. auf Cystische Fibrose) zumeist erst während einer Schwangerschaft vorgenommen wurden, sodass lediglich ein Abbruch derselben als Präventionsmaßnahme möglich war. Inwieweit sich in Zukunft eine medizinische Praxis der vorschwangerschaftlichen Testung auf Anlageträger_innenschaften in nennenswertem Umfang etablieren könnte, ist derzeit kaum absehbar (vgl. Wehling 2014). Gegenwärtig werden erweiterte Anlageträger_innen-Screenings mit bis zu 600 getesteten Anlageträger_innenschaften nur von kommerziellen Labors über das Internet sowie von einigen reproduktionsmedizinischen Kliniken angeboten. Inzwischen haben in medizinischen und humangenetischen Fachgesellschaften Debatten über die Notwendigkeit der Regulierung und möglichen Integration dieser Testangebote in öffentliche Gesundheitssysteme begonnen (Edwards et al. 2015; Henneman et al. 2016). Vergleichbar mit dem eng gefassten Anwendungsspektrum der PID nach deren Einführung, wird derzeit eine mögliche Begrenzung der zu testenden Anlageträger_innenschaften auf schwere und unheilbare Erkrankungen diskutiert (vgl. auch Wienke et al. 2014). Die Erstellung entsprechender Indikationslisten dürfte aber auf ähnliche Bedenken und Probleme stoßen, wie sie oben bereits in Bezug auf die PID dargestellt wurden. Unabhängig davon ist sowohl mit einer quantitativen Zunahme als auch mit einer Erweiterung des Indikationsspektrums der PID zu rechnen, falls präkonzeptionelle Anlageträger_innen-Screenings in Zukunft vermehrt angeboten werden. Gegenüber den anderen oben genannten reproduktiven Optionen weist die PID die Besonderheit auf, nicht nur die Geburt eines nicht-beeinträchtigten Kindes in Aussicht zu stellen, sondern gleichzeitig auch die intergenerationelle Weitergabe der rezessiven genetischen Variation zu verhindern, indem nur sogenannte ‚non-carriers' in den Uterus transferiert werden (siehe dazu auch 2.1).

Einen weiteren Innovationsschub in Hinblick auf die Kosten und die Dauer der genetischen Analyse im Rahmen einer PID dürfte das sogenannte *Karyo-*

61 Weitere Alternativen wäre die Samen- oder Eizellspende von getesteten Spender_innen, ein Partner_innenwechsel sowie der Verzicht auf leibliche Kinder.

mapping darstellen, das im Dezember 2015 erstmals erfolgreich durchgeführt wurde. Das von Thornhill et al. (2015) beschriebene Verfahren analysiert das Genmaterial des Paares sowie mindestens eines weiteren Verwandten, die oder der die fragliche genetische Variation aufweist.[62] Gesucht wird nach dem für die fragliche Erkrankung charakteristischen molekularen ‚Fingerabdruck' auf dem entsprechenden Chromosom, um anschließend nur solche Embryonen zu transferieren, die dieses Genmuster nicht aufweisen. Diese neue Methode soll es erlauben, genetische Besonderheiten bei Embryonen schneller und kostengünstiger als bisher zu diagnostizieren (siehe auch Natesan et al. 2014; Gen-Ethischer Informationsdienst 2015: 27 f.; http://musculardystrophynews.com, 3. Mai 2016).

5.2 *Genome Editing* und Mitochondrientransfer

In den letzten Jahren ist das wissenschaftliche und mediale Interesse an der gezielten Veränderung von Bestandteilen der DNA, dem sogenannten *genome editing*, enorm angestiegen. Die Hoffnungen richten sich dabei insbesondere auf ein Verfahren, das unter der Bezeichnung CRISPR-Cas9 bekannt geworden ist. Diese neue Methode soll krankheitsrelevante genetische Besonderheiten erkennen, gezielt ‚herausschneiden' und durch DNA-Sequenzen ersetzen, die diese Variationen nicht aufweisen. Das Verfahren könnte somit eine Alternative zur Selektion von Embryonen im Rahmen der PID darstellen. Bislang liegen jedoch noch keine medizinisch brauchbaren Anwendungen der neuen Technologie vor, sodass davon auszugehen ist, dass Paare, die die Weitergabe genetischer Krankheitsrisiken an ihren Nachwuchs verhindern wollen, auf absehbare Zeit eher auf die PID als auf Techniken des *genome editing* zurückgreifen werden (siehe Lander 2015; Graumann 2016: 16).[63] CRISPR-Cas9 hat darüber hinaus viele Ängste und Befürchtungen hervorgerufen, da die Methode es erlaubt, durch die gezielte Veränderung von Keimzellen oder Eingriffe in die Entwicklung menschlicher Embryonen die genetische Konstitution zukünftiger Menschen zu gestalten – Veränderungen, die an die nächsten Generationen weitergegeben werden.

Eine weitere technologische Option, die die Anwendungsperspektiven der PID beeinflussen dürfte, sind die sogenannten Mitochondrientransfers. Mitochondrien besitzen nicht nur eine wichtige Funktion für die Energieversorgung

62 Im publizierten Fall ging es um eine seltene Form der Muskeldystrophie, die Charcot-Marie-Tooth-Krankheit.

63 Die britische Aufsichtsbehörde HFEA hat Anfang 2016 erstmals ein Forschungsprojekt genehmigt, das mit Hilfe des *genome editing* die gezielte Veränderung des Erbguts von menschlichen Embryonen erlaubt (Haarhoff 2016; Zikant 2016).

von Zellen und Gewebe, sondern verfügen auch über eine eigene DNA. Mutationen in den mitochondrialen Genen können zu Muskelschwäche, Herzschäden oder neurologischen Beeinträchtigungen führen. Das britische Parlament hat im Jahr 2015 entschieden, zur Behandlung dieser spezifischen Erkrankungen den Transfer von Mitochondrien zuzulassen. Um die Weitergabe von Mitochondrien mit krankheitsassoziierten genetischen Variationen zu verhindern, wird der Zellkern aus der Eizelle einer betroffenen Frau in die zuvor entkernte Eizelle einer Eizellspenderin mit unauffälligen Mitochondrien übertragen. Auch in diesem Fall gilt, dass die therapeutischen Erfolge dieser Technologie erst noch validiert werden müssen, nicht zuletzt im Hinblick auf die möglichen Langzeitfolgen (siehe Nuffield Council on Bioethics 2012; Burgstaller et al. 2015).

5.3 Die Entstehung neuer pränataldiagnostischer Optionen

Die weitere Entwicklung der PID hängt nicht zuletzt auch von den vorhandenen oder zukünftigen diagnostischen Möglichkeiten im Rahmen der Schwangerschaftsvorsorge ab. In den vergangenen Jahren wurde das Spektrum pränataldiagnostischer Angebote durch ein neues Untersuchungsverfahren erweitert, das es ermöglicht, chromosomale und genetische Besonderheiten bereits zu einem sehr frühen Zeitpunkt in der Schwangerschaft und mit großer Sicherheit nachzuweisen. Ausgangspunkt des hochtechnisierten Laborverfahrens ist die Feststellung, dass sich im Blut einer schwangeren Frau Teile der Erbinformationen des Ungeborenen (DNA-Fragmente) befinden. Diese werden mit den neuen Sequenzierverfahren analysiert, die es erlauben, Millionen kurzer DNA-Bruchstücke in einem vergleichsweise kurzen Zeitraum zu bestimmen. Da das Testergebnis bereits in der 7. bis 10. Schwangerschaftswoche vorliegt, kann ein Schwangerschaftsabbruch aufgrund eines auffälligen Befunds deutlich früher vorgenommen werden, als dies nach klassischen pränataldiagnostischen Verfahren möglich war. Zudem kann der Test ohne ein Risiko für die Schwangere oder den Fötus durchgeführt werden, da – anders als bei der invasiven Fruchtwasseruntersuchung – einige Tropfen Blut für die Vornahme des Tests genügen. Die aktuell verfügbaren und in einer Reihe von Staaten zugelassenen Untersuchungsverfahren konzentrieren sich auf die Diagnose des Down-Syndroms und anderer chromosomaler Variationen wie Trisomie 13 und 18, ihre technischen Möglichkeiten gehen jedoch weit darüber hinaus. Sie eröffnen ein breites Anwendungsspektrum, das es erlaubt, eine Vielzahl genetischer Besonderheiten und Krankheitsrisiken nachzuweisen oder das biologische Geschlecht des Ungeborenen zu bestimmen (siehe z.B. Manegold-Brauer et al. 2015; Verlohren 2015: 243-247).

Da die PID mit enormen psychischen und physischen Belastungen einhergeht und die Erfolgswahrscheinlichkeit einer IVF noch immer vergleichsweise niedrig ist, könnte das neue Untersuchungsverfahren für einige Paare mit Kinderwunsch als eine mögliche Alternative in Betracht kommen. Allerdings stellen sich hier ähnliche ethische und gesellschaftliche Probleme. Zu befürchten ist, dass der nicht-invasive Test zu einem Anstieg selektiver Schwangerschaftsabbrüche nach der Diagnose genetisch bedingter Krankheiten und Krankheitsrisiken beiträgt. Einige Expert_innen sehen in ihm – ebenso wie in der PID – daher eine „passive Eugenik“ (Wright 2009: 29), die die Abwertung von Menschen impliziert, die mit der gesuchten genetischen Variation leben.

6 Zusammenfassung und Fazit

Ziel der vorliegenden Expertise war eine empirisch begründete Analyse der gesellschaftlichen Implikationen der Präimplantationsdiagnostik. Zu diesem Zweck wurde der sozialwissenschaftliche Forschungsstand zu konkreten Anwendungsfeldern und Erfahrungen der PID aufgearbeitet und strukturiert zusammengefasst. Die Auswertung der einschlägigen Studien zeigte, dass drei Problemkomplexe für die Einschätzung der gesellschaftlichen Implikationen der PID von besonderer Relevanz sind.

Erstens lässt sich seit Einführung der PID Anfang der 1990er Jahre eine Expansions- und Transformationstendenz dokumentieren, die zunächst in einer Ausweitung des (medizinischen) Indikationsspektrums zum Ausdruck kommt. Während die PID im wissenschaftlichen und öffentlichen Diskurs zunächst fast ausschließlich als Verfahren zur Prävention schwerer und nicht behandelbarer genetisch bedingter Krankheiten und Behinderungen gerahmt wurde, lassen sich in der medizinischen Praxis immer weitere Anwendungsfelder dieses Verfahrens beobachten. Diese Entwicklung lässt daran zweifeln, dass eine strikte Begrenzung des Einsatzes der PID praktisch möglich ist. Zum einen fehlen ‚objektive' Kriterien, die eine eindeutige Unterscheidung zwischen schweren und leichten Erkrankungen zulassen würden; zum anderen ist die Behandelbarkeit einer Krankheit nur im Verhältnis zum medizinisch-technischen Entwicklungsstand zu bestimmen und damit historisch variabel. Inzwischen wird die PID auch zur Selektion von genetischen Variationen eingesetzt, die entweder mit behandelbaren Krankheiten assoziiert sind und/oder lediglich mit erhöhten Krankheitsrisiken einhergehen, es also unsicher ist, ob die Betroffenen jemals an dieser Krankheit leiden werden. Vor dem Hintergrund neuer gendiagnostischer Technologien könnte darüber hinaus die Selektion von Embryonen an Bedeutung gewinnen, die Anlageträger_innen rezessiv vererbter Krankheiten sind, an denen sie selbst nicht erkranken werden.

Darüber hinaus lässt sich eine Expansion der PID in Anwendungsbereiche beobachten, die den engeren medizinischen Rahmen überschreiten. Dies ist etwa bei der umstrittenen Praxis der nicht-medizinischen Geschlechtswahl der Fall, bei der kein Krankheits- oder Gesundheitsbezug mehr besteht. Gleichzeitig erodiert die Grenze zwischen medizinischen und nicht-medizinischen Anwendungsbereichen zunehmend, sodass deren Gegenüberstellung kaum (mehr) möglich ist. So fungiert etwa das Alter der Frau als eine ‚Quasi-Indikation' beim Einsatz der PID zur Optimierung der IVF, indem das höhere Lebensalter mit einem größeren Risiko für Chromosomenaberrationen assoziiert wird. Der bislang unerfüllte Kinderwunsch wird in diesem Prozess – ebenso wie das Alter der Frau – medikalisiert, d.h. als ein medizinisch zu lösendes Problem adressiert. Darüber hinaus bleibt der Einsatz der PID auch dann an gesellschaftliche Normalitätsvorstellungen und epistemische Ordnungen gebunden, wenn er durch scheinbar eindeutige medizinische Indikationen begründet ist. Dies hat der mögliche Einsatz der PID im Falle erblicher Gehörlosigkeit exemplarisch gezeigt. So könnte die PID nicht nur zur Vermeidung üblicherweise als Krankheit oder Behinderung begriffener Besonderheiten, sondern auch zu deren gezielter Auswahl eingesetzt werden. Die kategoriale Unterscheidung medizinischer und ‚sozialer' Nutzungsweisen der PID verschwimmt somit nicht nur im Zuge fortschreitender Medikalisierungsprozesse, sondern ist auch systematisch kaum aufrechtzuerhalten, da die Medizin selbst ein komplexes Ensemble soziotechnischer Praktiken ist (vgl. Burri & Dumit 2007). Damit wird deutlich, dass die in dieser Expertise identifizierten Expansions- und Transformationstendenzen keiner technischen Entwicklungslogik folgen, sondern als historisch kontingente Phänomene an sozio-kulturelle Aushandlungsprozesse gebunden sind.

Die Analyse der einschlägigen sozialwissenschaftlichen Literatur dokumentierte – neben den diagnostizierten Expansions- und Transformationsprozessen – einen zweiten Problemkomplex. Die Ergebnisse der einschlägigen Studien zeigten, dass die PID existierende geschlechtliche Asymmetrien zu verfestigen und soziale Ungleichheiten zu vertiefen droht. Die medizinisch-technischen Verfahren der PID belasten die behandelten Frauen nicht nur psychisch und physisch ungleich stärker als ihre Partner; vielmehr haben sie auch negative Folgen für ihr Sozialleben und ihre berufliche Karriere. Dennoch präferieren viele Frauen die PID insbesondere dann als eine Alternative zur Pränataldiagnositik und einem Schwangerschaftsabbruch nach auffälligem Befund, wenn sie im Rahmen zurückliegender Schwangerschaften traumatische Erfahrungen gemacht haben. Zugleich ist zu beachten, dass es vor allem Frauen sind, die vor dem Hintergrund der gegenwärtigen geschlechtlichen Arbeitsteilung im Falle einer Krankheit oder Behinderung des Kindes mit der Erwartung konfrontiert werden, die erhöhte Pflege- und Sorgearbeit aufzubringen. Darüber hinaus haben die empirischen Studien gezeigt, dass der Zugang zur PID vom sozioökonomischen Status der Nutzer_innen abhängt, falls die Kosten der Behandlung nicht vom öffentlichen Krankenversicherungssystem getragen werden. Gleichzeitig gibt es Hinweise darauf, dass sich der gesellschaftliche Druck auf potenzielle Nutzer_innen erhöht, wenn sich deren Durchführung als ‚kosteneffektiv' im Verhältnis zur medizinischen Behandlung der mittels PID ‚vermeidbaren' Krankheiten und Behinderungen erweist. Im Zuge der Restrukturierung staatlicher Gesundheitssysteme finden entsprechende ökonomische Kalkulationen seit längerem Eingang in sozial- und gesundheitspolitische Entscheidungsprozesse.

Damit korrespondiert eine Individualisierung von Verantwortungserwartungen, der zufolge die Inanspruchnahme der PID und mithin die Selektion ‚vermeidbarer' Krankheiten als moralisch geboten gilt. Dieser Wandel der Verantwortungszuweisungen und institutionellen Erwartungsmuster bildet den dritten Problemkomplex. Im analysierten Material ließen nicht nur die Berichte von medizinischen Expert_innen, sondern auch die Narrative von Betroffenen darauf schließen, dass sich Personen, die um ein erhöhtes genetisches Krankheitsrisiko wissen, bereits heute mit entsprechenden moralischen Erwartungen konfrontiert sehen. Die PID schreibt sich damit in eine individualisierende Logik der Prädiktion und Prävention ein, die die Transformation der Medizin und Gesundheitspolitik seit dem letzten Drittel des 20. Jahrhunderts kennzeichnet und den Fokus von den gesellschaftlichen Verhältnissen auf das Verhalten der Individuen verschiebt (vgl. Bröckling 2008; Kollek & Lemke 2008: 33-36; Lengwiler & Madarász 2010). Die Selektion genetischer Variationen, die mit spezifischen Krankheiten oder Behinderungen assoziiert werden, hat zudem Implikationen für Menschen, die heute mit diesen leben. Befürchtet wird, dass mit der technologischen Möglichkeit ihrer ‚Vermeidung' die gesellschaftliche Akzeptanz genetisch bedingter Krankheiten und Behinderungen abnehmen und die Bereitschaft zur solidarischen Übernahme von Therapie- und Pflegekosten, aber auch die notwendige Investition in medizinische Forschungsprojekte sinken könnte. Diese gesellschaftlichen Rahmenbedingungen dürften den Druck auf die Betroffenen weiter erhöhen, die technologische Option der PID zu nutzen.

Statt von moralischen Prinzipien und normativen Prämissen auszugehen, hat die vorliegende Expertise die gesellschaftlichen Implikationen der PID anhand konkreter Gegenstandsfelder und Problembereiche nachgezeichnet. Dabei wurden die Erfahrungen der unmittelbar von der Technologie Betroffenen sowie die komplexen gesellschaftlichen Aneignungs- und Anwendungskontexte der Technologie zur Grundlage der Analyse und Bewertung gemacht. Die Expertise leistet damit einen Beitrag zu einer empirisch fundierten und theoretisch informierten Analyse der vielfältigen gesellschaftlichen Implikationen der PID. Sie zeigt zudem die Bedeutung einer sozialwissenschaftlichen Perspektive gegenüber und neben philosophischen, rechtlichen und religiösen Positionen auf. Eine umfassende und systematische Analyse der gesellschaftlichen Implikationen biotechnologischer und biomedizinischer Innovationen bedarf einer interdisziplinären Bearbeitung, bei der sozialwissenschaftlicher Kompetenz eine eigenständige Relevanz zukommt.

Literatur

Abbate, K.J., Appelbaum, P.S., Chung, W.K., Klitzman, R., Leu, C.S. & Ottman, R. (2014). Views of Preimplantation Genetic Diagnosis Among Psychiatrists and Neurologists. *Journal of Reproductive Medicine, 59* (7-8), 385–392.

Altarescu, G., Renbaum, P., Eldar-Geva, T., Varshower, I., Brooks, B., Beeri, R., et al. (2011). Preimplantation genetic diagnosis (PGD) for a treatable disorder: Gaucher disease type 1 as a model. *Blood Cells, Molecules and Diseases, 46* (1), 15–18.

Appel, J.M. (2012). Toward an ethical eugenics: the case for mandatory preimplantation genetic selection. *JONA's Healthcare Law, Ethics and Regulation, 14* (1), 7–13.

Bahnsen, U. (8. Juli 2013). Künstliche Befruchtung: Retortenbaby nach komplettem Erbgut-Check geboren. *Die Zeit*.

Banerjee, I., Sheviin, M., Issi, M. T., Thornhill, A., Abdalla, H., Ozturk, O., et al. (2008). Health of children conceived after preimplantation genetic diagnosis: a preliminary outcome study. *Reproductive Biomedicine Online, 16* (3), 376–381.

Bashford, A. & Levine, P. (Hg.) (2010). *The Oxford Handbook of the History of Eugenics.* Oxford/New York: Oxford University Press.

Bathia, R. (2009). Pink and Blue. *Gen-ethischer Informationsdienst* (Nr. 192), 29–33.

Bathia, R. (2010). Constructing Gender from the Inside Out: Sex-Selection Practices in the United States. *Feminist Studies*, 36 (2), 260–29.

Bayefsky, M. & Jennings, B. (2015). *Regulating Preimplantation Genetic Diagnosis in the United States. The Limits of Unlimited Selection.* New York: Palgrave Macmillan.

Beck-Gernsheim, E. (1991). *Technik, Markt und Moral. Über Reproduktionsmedizin und Gentechnologie*. Frankfurt am Main: Fischer.

Beck-Gernsheim, E. (1994). Gesundheit und Verantwortung im Zeitalter der Gentechnologie. In U. Beck & E. Beck-Gernsheim (Hg.), *Riskante Freiheiten*. Frankfurt am Main: Suhrkamp, 316–335.

Beck-Gernsheim, E. (1996). Die soziale Konstruktion des Risikos – das Beispiel Pränataldiagnostik. *Soziale Welt, 47* (2), 284–296.

Beck-Gernsheim, E. (1999). Risikodramaturgie – das Beispiel Pränataldiagnostik. In: U. Beck, M. Hajer & S. Kesselring (Hg.), *Der unscharfe Ort der Politik. Empirische Fallstudien zur Theorie der reflexiven Modernisierung*. Opladen: Leske & Budrich, 113–128.

Beyer, D.A. & Diedrich, K. (2013): Bewertung von Eizellen und Embryonen. In: K. Diedrich, M. Ludwig & G. Griesigner (Hg.), *Reproduktionsmedizin*. Berlin u.a.: Springer, 225–232.

Borkenhagen, A., Brähler, E., Wisch, S., Stobel-Richter, Y., Strauss, B., & Kentenich, H. (2007). Attitudes of German infertile couples towards preimplantation genetic diagnosis for different uses: a comparison to international studies. *Human Reproduction, 22* (7), 2051–2057.

Brandenburg, K. (2011). Risk, parental autonomy and the epistemic divide: preimplantation genetic diagnosis in the Australian print news media, 1990-2007. *New Genetics and Society, 30* (1), 115–131.

Brekke, I. & Nadim, M. (2016). Gendered effects of intensified care burdens. Employment and sickness absence in families with chronically sick or disabled children in Norway. *Work, Employment & Society*. Published online before print February 15, 2016, DOI: 10.1177/0950017015625616.

Bröckling, U. (2008). Vorbeugen ist besser … Zur Soziologie der Prävention. *Behemoth. A Journal on Civilisation,* 1, 38–48.

Brüninghaus, A. (2011). Prädiktives genetisches Wissen und individuelle Entscheidung. Eine topologische Skizze. In: S. Dickel, M. Franzen & C. Kehl (Hg.), *Herausforderung Biomedizin. Gesellschaftliche Deutung und soziale Praxis*. Bielefeld: Transcript, 317–332.

Burgstaller, J.P., Johnston, I.G. & Poulton, J. (2015). Mitochondrial DNA disease and developmental implications for reproductive strategies. *Molecular Human Reproduction, 21* (1), 11–22.

Byk, C. (2008). Preimplantation Genetic Diagnosis: An Ambiguous Legal Status for an Ambiguous Medical and Social Practice. *Journal International de Bioéthique, 19* (3), 87.

Bündgen, N., Rody, A., Diedrich, K. & Cordes, T. (2013). Assistierte Reproduktion. *Der Gynäkologe, 46* (1), 37–41.

Burri, R.V. & Dumit, J. (Hg.) (2007). *Biomedicine as Culture. Instrumental Practices, Technoscientific Knowledge, and New Modes of Life*. New York: Routledge.

Chamayou, S., Guglielmino, A., Giambona, A., Siciliano, S., Di Stefano, G., Scibilia, G., et al. (1998). Attitude of potential users in Sicily towards preimplantation genetic diagnosis for beta-thalassaemia and aneuploidies. *Human Reproduction, 13* (7), 1936–1944.

Chan, C.L.W., Yip, P.S.F., Ng, E.H.Y., Ho, P.C., Chan, C.H.Y. & Au, J.S.K. (2002). Gender Selection in China: Its Meaning and Implications. *Journal of Assisted Reproduction and Genetics, 19* (9), 426–430.

Checa, M.A., Alonso-Coello, P., Sola, I., Robles, A., Carreras, R. & Balasch, J. (2009). IVF/ICSI with or without preimplantation genetic screening for aneuploidy in couples without genetic disorders: a systematic review and meta-analysis. *Journal of Assisted Reproduction and Genetics, 26* (5), 273–283.

Chi, Z., Dong, Z.X., Lei, W.X., Jun, Z.W., Lu, L. & Hesketh, T. (2013). Changing Gender Preference in China Today: Implications for the Sex Ratio. *Indian Journal of Gender Studies, 20* (1), 51–68.

Conrad, P. (2007). *The Medicalisation of Society. On the Transformation of Human Conditions into Treatable Disorders*. Baltimore: Johns Hopkins University Press.

Cooper, M. & Waldby, C. (2014). *Clinical Labour. Tissue Donors and Research Subjects in the Global Bioeconomy*. Durham/London: Duke University Press.

Couture, V., Drouin, R., Ponsot, A.S., Duplain-Laferriere, F. & Bouffard, C. (2013). Gender Eugenics Between Medicine, Culture, and Society. *American Journal of Bioethics, 13* (10), 57–59.

Dahl, E., Gupta, R.S., Beutel, M., Stoebel-Richter, Y., Brosig, B., Tinneberg, H.-R. & Jain, T. (2006). Preconception sex selection demand and preferences in the United States. *Fertility and sterility, 85* (2), 468–473.

David, B.E., Weitzman, G.A., Herve, C. & Fellous, M. (2012). Genetic counseling for the orthodox jewish couple undergoing preimplantation genetic diagnosis. *Journal of Genetic Counseling, 21* (5), 625–630.

Dennis, C. (2004). Genetics: Deaf by design. *Nature, 431* (7011), 894–896.

De Rycke, M., Belva, F., Goossens, V., Moutou, C., SenGupta, S.B., Traeger-Synodinos, J., et al. (2015). ESHRE PGD Consortium data collection XIII: cycles from January to December 2010 with pregnancy follow-up to October 2011. *Human Reproduction, 30* (8), 1763–1789.

Decruyenaere, M., Evers-Kiebooms, G., Boogaerts, A., Philippe, K., Demyttenaere, K., Dom, R., et al. (2007). The complexity of reproductive decision-making in asymptomatic carriers of the Huntington mutation. *European Journal of Human Genetics, 15* (4), 453–462.

Dekeuwer, C. & Bateman, S. (2013). Much more than a gene: hereditary breast and ovarian cancer, reproductive choices and family life. *Medicine, Health Care and Philosophy, 16* (2), 231–244.

Deglincerti, A., Croft, G.F., Pietila, L.N., Zernicka-Goetz, M., Siggia, E.D. & Brivanlou, A.H. (2016). Self-Organization of the in vitro attached human embryo. *Nature* 533, 251–254.

Derks-Smeets, I.A., Gietel-Habets, J.J., Tibben, A., Tjan-Heijnen, V.C., Meijer-Hoogeveen, M., Geraedts, J.P., et al. (2014). Decision-making on preimplantation genetic diagnosis and prenatal diagnosis: a challenge for couples with hereditary breast and ovarian cancer. *Human Reproduction, 29* (5), 1103–1112.

Deutsches Ärzteblatt (2. März 2009). Präimplantationsdiagnostik: US-Klinik offeriert Designer-Baby. Online verfügbar unter: http://www.aerzteblatt.de/nachrichten/35612 (zuletzt abgerufen am 07. Juli 2016).

Deutscher Ethikrat (2011). *Präimplantationsdiagnostik: Stellungnahme*. Berlin.

Deutsches IVF-Register (2015). Jahrbuch 2014. *Journal für Reproduktionsmedizin und Endokrinologie, 12* (1) Sonderheft.

Dey, I. & Chaudhuri, R. (2009). Gender Preference and its Implications on Reproductive Behavior of Mothers in a Rural Area of West Bengal. *Indian Journal of Community Medicine, 34* (1), 65–67.

Dionisius, S. (2015). Queer matters: family-building processes of lesbian couples suing donor insemination *Distinktion. Scandinavian Journal of Social Theory, 16* (3), 283–301.

Dolgin, J.L. (2005). Method, Mediations, and the Moral Dimensions of Preimplantation Genetic Diagnosis. *Cumberland Law Review, 35* (3), 519–542.

Doolin, B. & Motion, J. (2010). Christian lay understandings of preimplantation genetic diagnosis. *Public Understanding of Science, 19* (6), 669–685.

Douglas, T. & Devolder, K. (2013). Procreative altruism: beyond individualism in reproductive selection. *Journal of Medicine and Philosophy, 38* (4), 400–419.

Douma, K.F., Aaronson, N.K., Vasen, H.F., Verhoef, S., Gundy, C.M. & Bleiker, E.M. (2010). Attitudes toward genetic testing in childhood and reproductive decision-making for familial adenomatous polyposis. *European Journal of Human Genetics, 18* (2), 186–193.

Drazba, K.T., Kelley, M.A. & Hershberger, P.E. (2014). A qualitative inquiry of the financial concerns of couples opting to use preimplantation genetic diagnosis to prevent the transmission of known genetic disorders. *Journal of Genetic Counseling, 23* (2), 202–211.

Duden, B. (1987). *Geschichte unter der Haut. Ein Eisenacher Arzt und seine Patientinnen um 1730*. Stuttgart: Klett-Cotta.

Ebner, T. & Diedrich, K. (2013). In-vitro-Fertilisation und intrazytoplasmatische Spermieninjektion. In: K. Diedrich, M. Ludwig & G. Griesigner (Hg.), *Reproduktionsmedizin*. Berlin u.a.: Springer, 215–224.

Edwards, J.G., Feldman, G., Goldberg, J., Gregg, A.R., Norton, M.E., Rose, N.C., Schneider, A., Stoll, K., Wapner, R. & Watson, M.S. (2015). Expanded Carrier Screening in Reproductive Medicine – Points to Consider. *Obstetrics & Gynecology, 125* (3), 653–662.

ESHRE PGD Consortium Steering Committee (2002). ESHRE Preimplantation Genetic Diagnosis Consortium: data collection III (May 2001). *Human Reproduction, 17* (1), 233–246.

Finck, C., Meister, U., Stobel-Richter, Y., Borkenhagen, A. & Brahler, E. (2006). Ambivalent attitudes towards pre-implantation genetic diagnosis in Germany. *European Journal of Obstetrics & Gynecology and Reproductive Biology, 126* (2), 217–225.

Franklin, S. (2013). *Biological Relatives. IVF, Stem Cells, and the Future of Kinship*. Durham London: Duke University Press.

Franklin, S. & Roberts, C. (2006). *Born and made. An ethnography of preimplantation genetic diagnosis*. Princeton u.a.: Princeton University Press.

Freedman, T. G. (1998). Genetic susceptibility testing: ethical and social quandaries. *Health & Social Work, 23* (3), 214–222.

Friedrich, B., Laurer, M., Klug, C., Schmidt, I. & Nagels, K. (2014). Kosten und Nutzen – Gesundheitsökonomische Analyse und normative Implikationen. In: M. Matusiewicz & J. Wasem (Hg.), *Gesundheitsökonomie. Bestandsaufnahme und Entwicklungsperspektiven*. Berlin: Duncker & Humblot, 133–158.

Galton, D. J. (2005). Eugenics: some lessons from the past. *Reproductive Biomedicine Online, 10*, 133–136.

Gammeltoft, T.M., & Wahlberg, A. (2014). Selective Reproductive Technologies. *Annual Review of Anthropology, 43* (1), 201–216.

Gianaroli, L., Racowsky, C., Geraedts, J., Cedars, M., Makrigiannakis, A., & Lobo, R. A. (2012). Best practices of ASRM and ESHRE: a journey through reproductive medicine. *Fertility & Sterility, 98* (6), 1380–1394.

Gen-Ethischer Informationsdienst (2009). PID für Hautfarbe. *GID* (Nr. 192), 26–28.

Gen-Ethischer Informationsdienst (2015). GB: Erstes Baby nach Karyomapping geboren. *GID* (Nr. 230), 27–28.

Graumann, S. (2016). Neue Technik, alte Strategien. *Gen-ethischer Informationsdienst* (Nr. 234), 15–16.

Graumann, S. & Schneider, I. (Hg.) (2003). *Verkörperte Technik – Entkörperte Frau. Biopolitik und Geschlecht*. Frankfurt am Main/New York: Campus.

Grüber, K., de Guisbourne, B. & Pömsl, J. (2016). *Präimplantationsdiagnostik in Deutschland – Handreichung*. Online verfügbar unter: http://www.imew.de/fileadmin/Dokumente/dokumente_2016/HandreichungZurPID_20160301.pdf.

Gupta, K. & Freeman, S. M. (2013). Preimplantation Genetic Diagnosis for Intersex Conditions: Beyond Parental Decision Making. *The American Journal of Bioethics*, 13(10), 49–51.

Haarhoff, H. (2. Feburar 2016). Gen-Forschen an Embryos genehmigt. *taz*, 2.

Habermas, J. (2002). *Die Zukunft der menschlichen Natur. Auf dem Weg zu einer liberalen Eugenik?* Frankfurt am Main: Suhrkamp.

Hallowell, N. (1999). Doing the right thing: genetic risk and responsibility. In P. Conrad & J. Gabe (Hg.), *Sociological Perspectives on the New Genetics*. Oxford: Blackwell, 97–120.

Hank, K., & Kohler, H.-P. (2000). Gender Preferences for Children in Europe. *Demographic Research, 2*.

Haramia, C. (2013). PGD and Parental Obligations: What Parents Owe to Communities That Do Not Yet Exist. *American Journal of Bioethics, 13* (10), 41–42.

Haraway, D. (1995). Situiertes Wissen. Die Wissenschaftsfrage im Feminismus und das Privileg einer partialen Perspektive. In: Dies. *Die Neuerfindung der Natur. Primaten, Cyborgs und Frauen*. Frankfurt/New York: Campus, 73-97.

Haraway, D. (1997). *Modest Witness@Second Millenium. FemaleMan Meets Oncomouse*, Routledge, New York/London: Routledge.

Harper, J.C., Coonen, E., Handyside, A.H., Winston, R.M.L., Hopman, A.H.N. & Delhanty, J.D.A. (1995). Mosicism of autosomes and sex-chromosomes in morphologically normal, monospermic preimplantation human embryos. *Prenatal Diagnosis, 15* (1), 41–49.

Harper, J., Coonen, E., De Rycke, M., Fiorentino, F., Geraedts, J., Goossens, V., et al. (2010). What next for preimplantation genetic screening (PGS)? A position statement from the ESHRE PGD Consortium Steering Committee. *Human Reproduction, 25* (4), 821–823.

Harper, J.C., Wilton, L., Traeger-Synodinos, J., Goossens, V., Moutou, C., SenGupta, S.B., et al. (2012). The ESHRE PGD Consortium: 10 years of data collection. *Human Reproduction Update, 18* (3), 234–247.

Hashiloni-Dolev, Y. & Shkedi, S. (2007). On new reproductive technologies and family ethics: pre-implantation genetic diagnosis for sibling donor in Israel and Germany. *Social Science & Medicine, 65* (10), 2081–2092.

Hashiloni-Dolev, Y., & Shkedi, S. (2010). The Regulation of Preimplantation Genetic Diagnosis for Sibling Donors in Israel, Germany and England: A Comparative Look at Balancing Risk and Benefits. In D. Birenbaum-Carmeli & Y. S Carmeli (Hg.), Kin, *Gene, Community: Reproductive Technologies among Jewish Israelis* (S. 61–83). New York: Berghahn Books.

Hashiloni-Dolev, Y., Hirsh-Yechzkel, G., Boyko, V., Wainstock, T., Schiff, E. & Lerner-Geva, L. (2010). Attitudes toward sex selection: a survey among potential users in Israel. *Prenatal Diagnosis, 30* (11), 1019–1025.

Henneman, L., Borry, P., Chokoshvili, D., Cornel, M.C., van El, C.G., Forzano, F., Hall, A., Howard, H.C., Janssens, S., Kayserili, H., Lakeman, P., Lucassen, A., Metcalfe, S.A., Vidmar, L., de Wert, G., Dondorp, W.J. & Peterlin, B. (2016). Responsible implementation of expanded carrier screening. *European Journal of Human Genetics 24*, e1–e12

Hershberger, P.E. & Pierce, P.F. (2010). Conceptualizing couples' decision making in PGD: emerging cognitive, emotional, and moral dimensions. *Patient Education and Counseling, 81* (1), 53–62.

Heyen, N. B. (2011). *Gendiagnostik als Therapie. Die Behandlung von Unsicherheit in der prädiktiven genetischen Beratung*. Frankfurt am Main/New York: Campus.

Ho, P.C. (2009). New frontiers of assisted reproductive technology (Chien Tien Hsu Memorial Lecture 2007). *Journal of Obstetrics and Gynaecology Research, 35* (1), 1–8.

Hollingsworth, L. D. (2005). Ethical considerations in prenatal sex selection. *Health & Social Work, 30* (2), 126–134.

Holm, S. (2004). Like a frog in boiling water: the public, the HFEA and sex selection. *Health care analysis. journal of health philosophy and policy, 12* (1), 27–39.

Honegger, C. (1991). *Die Ordnung der Geschlechter. Die Wissenschaften vom Menschen und das Weib*. Frankfurt am Main u.a.: Campus.

Hurley, K., Rubin, L.R., Werner-Lin, A., Sagi, M., Kemel, Y., Stern, R., et al. (2012). Incorporating information regarding preimplantation genetic diagnosis into discussions concerning testing and risk management for BRCA1/2 mutations: a qualitative study of patient preferences. *Cancer, 118* (24), 6270–6277.

Jones, B. & McMahon, C. (2003). Social representations of stem cell research and preimplantation genetic diagnosis. *Reproductive BioMedicine Online, 7* (3), 268–275.

Järvholm, S., Broberg, M. & Thurin-Kjellberg, A. (2014). The choice of Preimplantation Genetic Diagnosis (PGD), a qualitative study among men and women. *Journal of Reproductive and Infant Psychology, 32* (1), 57–69.

Kalfoglu, A.L. (2005). PGD patients' and providers' attitudes to the use and regulation of preimplantation genetic diagnosis. *Reproductive BioMedicine Online, 11* (4), 486–496.

Karatas, J.C., Barlow-Stewart, K., Strong, K.A., Meiser, B., McMahon, C. & Roberts, C. (2010a). Women's experience of pre-implantation genetic diagnosis: a qualitative study. *Prenatal Diagnosis*, 30 (8), 771–777.

Karatas, J.C., Strong, K.A., Barlow-Stewart, K. McMahon, C., Meiser, B. & Roberts, C. (2010b). Psychological impact of preimplantation genetic diagnosis: a review of the literature. *Reproductive BioMedicine Online*, *20* (1), 83–91.

Karatas, J.C., Barlow-Stewart, K., Meiser, B., McMahon, C., Strong, K.A., Hill, W., Roberts, C. & Kelly, P. (2010c). Psychological adjustment, knowledge and unmet information needs in women undergoing PGD. *Human Reproduction, 25* (6), 1481–1489.

Katz, M.G., Fitzgerald, L., Bankier, A., Savulescu, J. & Cram, D.S. (2002). Issues and concerns of couples presenting for preimplantation genetic diagnosis (PGD). *Prenatal Diagnosis, 22* (12), 1117–1122.

Kentenich, H., Sibold, C. & Tandler-Schneider, A. (2013). In vitro fertilization and intracytoplasmic sperm injection: current medical aspects. *Bundesgesundheitsblatt, Gesundheitsforschung, Gesundheitsschutz, 56* (12), 1653–1661. DOI: 10.1007/s00103-013-1853-8.

Kettner, M. (Hg.) (2009). *Wunscherfüllende Medizin. Ärztliche Behandlung im Dienst von Selbstverwirklichung und Lebensplanung*. Frankfurt am Main/New York: Campus.

Kevles, D.J. (1995). *In the Name of Eugenics: Genetics and the Uses of Human Heredity*. Cambridge, MA/London: Harvard University Press.

King, D.S. (1999). Preimplantation genetic diagnosis and the 'new' eugenics. *Journal of Medical Ethics, 25* (2), 176–182.

Klitzman, R., Thorne, D., Williamson, J., Chung, W. & Marder, K. (2007). Decision-making about reproductive choices among individuals at-risk for Huntington's disease. *Journal of Genetic Counseling, 16* (3), 347–362.

Klitzman, R., Chung, W., Marder, K., Shanmugham, A., Chin, L.J., Stark, M., et al. (2013). Views of internists towards uses of PGD. *Reproductive BioMedicine Online, 26* (2), 142–147.

Knecht, M., Klotz, M. & Beck, S. (2012). Reproductive Technologies as Global Form: Introduction. In: Dies. (Hg), *Reproductive Technologies as Global Form. Ethnographies of Knowledge, Practices, and Transnational Encounters*. Frankfurt am Main/New York: Campus, 11–26.

Kollek, R. (2000). *Präimplantationsdiagnostik. Embryonenselektion, weibliche Autonomie und Recht.* Tübingen und Basel: A. Francke Verlag.

Kollek, R. & Lemke, T. (2008). *Der medizinische Blick in die Zukunft. Gesellschaftliche Implikationen prädiktiver Gentests*. Frankfurt am Main/New York: Campus.

Krampl-Bettelheim, E. (2011). Mehrlinge. In: H. Schneider, P.-W. Husslein & K.T.M. Schneider (Hg.), *Die Geburtshilfe*. Berlin/Heidelberg: Springer, 923–939.

Kuhlmann, A. (15. November 1999). Alte Eugenik – neue Eugenik? Die Zukunft der Fortpflanzungskontrolle und die „Selektion". *Frankfurter Rundschau*, 12.

Kuhlmann, E. & Kollek, R. (2002). Konfiguration des Menschen - Entwicklung in den Biowissenschaften und feministischen Theorien. In E.K.R. Kuhlmann (Hg.), *Konfigurationen des Menschen. Biowissenschaften als Arena der Geschlechterpolitik.* Opladen: Leske und Budrich, 7–17.

Kühnel, W. (2013). Schwangerschaft. In: H. Fritsch & W. Kühnel (Hg.), *Taschenatlas der Anatomie, Band 2: Innere Organe*. Stuttgart: Thieme, 294–309.

Lammens, C., Bleiker, E., Aaronson, N., Vriends, A., Ausems, M., Jansweijer, M., et al. (2009). Attitude towards pre-implantation genetic diagnosis for hereditary cancer. *Familial Cancer, 8* (4), 457–464.

Lander, E.S. (2015). Brave New Genome. *The New England journal of medicine, 373* (1), 5–7.

Lavery, S.A., Aurell, R., Turner, C., Castello, C., Veiga, A., Barri, P.N., et al. (2002). Preimplantation genetic diagnosis: patients' experiences and attitudes. *Human Reproduction, 17* (9), 2464–2467.

Lemke, T. (2000). Die Regierung der Risiken – Von der Eugenik zur genetischen Gouvernementalität. In: U. Bröckling, S. Krasmann & T. Lemke (Hg.), *Gouvernementalität der Gegenwart. Studien zur Ökonomisierung des Sozialen*, Frankfurt am Main: Suhrkamp, 227–265.

Lemke, T. (2014). Die Tyrannei der Zukunft. Gilbert Keith Chesterton und die Paradoxien der Eugenik. In: T. Lemke (Hg.), *Gilbert K. Chesterton: Eugenik und andere Übel*, Berlin: Suhrkamp, 9–65.

Lengwiler, M. & Madarász, J. (Hg.). (2010). *Das präventive Selbst. Eine Kulturgeschichte moderner Gesundheitspolitik*. Bielefeld: transcript.

Lohmann, G. (2003). On the relation between moral, legal and evaluative justifications of pre-implantation genetic diagnosis. *Ethical Perspectives, 10* (3-4), 196–203.

Lupton, D. (2007). *Risk*. London u.a.: Routledge.

Malhi, P., Raina, G., Malhotra, D. & Jerath, J. (1999). Preferences for the Sex of Children and its Implications for Reproductive Behaviour in Urban Himachal Pradesh. *The Journal of Family Welfare, 45* (1), 23–30.

Mand, C., Duncan, R.E., Gillam, L., Collins, V. & Delatycki, M.B. (2009). Genetic selection for deafness: the views of hearing children of deaf adults. *Journal of Medical Ethics, 35* (12), 722–728.

Manegold-Brauer, G., Kang Bellin, A., Hahn, S., De Geyter, C., Buechel, J., Hoesli, I., et al. (2014). A new era in prenatal care: non-invasive prenatal testing in Switzerland. *Swiss Medical Weekly, 144*, w13915.

Mastenbroek, S. & Repping, S. (2014). Preimplantation genetic screening: back to the future. *Human Reproduction, 29* (9), 1846–1850.

Mastenbroek, S., Twisk, M., van Echten-Arends, J., Sikkema-Raddatz, B., Korevaar, J.C., Verhoeve, H.R., et al. (2007). In vitro fertilization with preimplantation genetic screening. *New England Journal of Medicine, 357* (1), 9–17.

Meister, U., Finck, C., Stobel-Richter, Y., Schmutzer, G. & Brahler, E. (2005). Knowledge and attitudes towards preimplantation genetic diagnosis in Germany. *Human Reproduction, 20* (1), 231–238.

Middleton, A., Hewison, J. & Mueller, R. (2001). Prenatal Diagnosis for Inherited Deafness. What is the Potential Demand? *Journal of Genetic Counseling, 10* (2), 121–131.

Munné, S., Grifo, J. & Wells, D. (2016). Mosaicism: "survival of the fittest" versus "no embryo left behind". *Fertility and Sterility, 105* (5), 1146–1149.

Montag, M., Toth, B. & Strowitzki, T. (2013). Polkörper- und Präimplantationsdiagnostik. In: K. Diedrich, M. Ludwig & G. Griesigner (Hg.), *Reproduktionsmedizin*. Berlin u.a.: Springer, 269–286.

Morgan, E.R., Girod, J. & Rinehart, J.S. (2007). Having a child to save a sibling: reassessing risks and benefits of creating stem cell donors. *Pediatric Blood & Cancer, 48* (3), 249–253.

Natesan, S.A., Bladon, A.J., Coskun, S., Qubbaj, W., Prates, R., Munne, S., et al. (2014). Genome-wide karyomapping accurately identifies the inheritance of single-gene defects in human preimplantation embryos in vitro. *Genetics in Medicine, 16* (11), 838–845.

Nekkebroeck, J., Bonduelle, M., Desmyttere, S., van den Broeck, W. & Ponjaert-Kristoffersen, I. (2008). Socio-emotional and language development of 2-year-old children born after PGD/PGS, and parental well-being. *Human Reproduction, 23* (8), 1849–1857.

Nippert, I. (2006). *Präimplantationsdiagnostik - ein Ländervergleich. Die aktuelle Situation hinsichtlich der gesetzlichen Regelung, der Anwendung und der gesellschaftlichen Diskussion in Belgien, Frankreich und Großbritannien.* Berlin: Stabsabteilung der Friedrich-Ebert-Stiftung.

Nuffield Council on Bioethics (2012). *Novel techniques for the prevention of mitochondrial DNA disorders: an ethical review.* Online verfügbar unter: http://nuffieldbioethics.org/wpcontent/uploads/2014/06/Novel_techniques_for_the_prevention_of mitochondrial_DNA_disorders_compressed.pdf

Ormondroyd, E., Donnelly, L., Moynihan, C., Savona, C., Bancroft, E., Evans, D.G., et al. (2012). Attitudes to reproductive genetic testing in women who had a positive BRCA test before having children: a qualitative analysis. *European Journal of Human Genetics, 20* (1), 4–10.

Palomba, M.L., Monni, G., Lai, R., Cau, G., Olla, G. & Cao, A. (1994). Psychological implications and acceptability of preimplantation diagnosis. *Human Reproduction,* 9 (2), 360–362.

Paul, D. (1998). *The Politics of Heredity. Essays on Eugenics, Biomedicine, and the Nature-Nurture Debate.* Albany: State University of New York Press.

Pennings, G., Autin, C., Decleer, W., Delbaere, A., Delbeke, L., Delvigne, A., et al. (2009). Cross-border reproductive care in Belgium. *Human Reproduction, 24* (12), 3108–3118.

Pergament, E. (1991). Preimplantation diagnosis: A patient perspective. *Prenatal Diagnosis*, *11* (8), S. 493–500.

Pessach, N., Glasser, S., Soskolne, V., Barash, A. & Lerner-Geva, L. (2014): The Israeli National Committee for sex selection by pre-implantation genetic diagnosis: a novel approach (2005-2011). *Israel journal of health policy research, 3* (1), 33.

Pickering, S.J., et al. (2003). Preimplantation genetic diagnosis as a novel source of embryos for stem cell research. *Reproductive BioMedicine Online*, *7* (3), 353–364.

Picoult, J. (2005). *My Sister's Keeper. A Novel.* New York: Washington Square Press.

Quinn, G.P., et al. (2009a). Conflict between values and technology: perceptions of preimplantation genetic diagnosis among women at increased risk for hereditary breast and ovarian cancer. *Familial Cancer, 8* (4), 441–449.

Quinn, G.P., et al. (2009b). Decisions and ethical issues among BRCA carriers and the use of preimplantation genetic diagnosis. *Minerva Medica*, 100 (5), 371–383.

Quinn, G.P., Pal, T., Murphy, D., Vadaparampil, S.T. & Kumar, A. (2012). High-risk consumers' perceptions of preimplantation genetic diagnosis for hereditary cancers: a systematic review and meta-analysis. *Genetics in Medicine, 14* (2), 191–200.

Ray, P.F., Munnich, A., Nisand, I., Frydman, R., Vekemans, M., Viville, S., et al. (2003). Is preimplantation genetic diagnosis for 'social sexing' desirable in today's and tomorrow's society? *Human Reproduction, 18* (2), 463–464.

Raz, A., Schues, C., Wilhelm, N. & Rehmann-Sutter, C. (2016). Saving or Subordinating Life? Popular Views in Israel and Germany of Donor Siblings Created through PGD. *Journal of Medical Humanities.* Published online before print on March 22, 2016.

Rechitsky, S., Kuliev, A., Tur-Kaspa, I., Morris, R. & Verlinsky, Y. (2004). Preimplantation genetic diagnosis with HLA matching. *Reproductive Biomedicine Online, 9* (2), 210–221.

Ricci, M.L. (2009). Assisted procreation and its relationship to genetics and eugenics. *Human Reproduction and Genetic Ethics, 15* (1), 9–29.

Rich, T.A., Liu, M., Etzel, C.J., Bannon, S.A., Mork, M.E., Ready, K., et al. (2014). Comparison of attitudes regarding preimplantation genetic diagnosis among patients with hereditary cancer syndromes. *Familial Cancer, 13* (2), 291–299.

Roberts, C. & Franklin, S. (2004). Experiencing new forms of genetic choice: findings from an ethnographic study of preimplantation genetic diagnosis. *Human Fertility, 7* (4), 285–293.

Roberts, J.C. (2002). Customizing Conception: A survey of preimplantation genetic diagnoses and the resulting social, ethical, and legal dilemmas. *Duke law and technology review*, E1.

Robertson, J.A. (2003). Is preimplantation genetic diagnosis for 'social sexing' desirable in today's and tomorrow's society? – View of the ASRM ethics committee. *Human Reproduction, 18* (2), 464–464.

Rödel, M. (2015). *Geschlecht im Zeitalter der Reproduktionstechnologien. Natur, Technologie und Körper im Diskurs der Präimplanationsdiagnostik.* Bielefeld: transcript.

Rothgang, H. & Preuss, M. (2008). Ökonomisierung der Sozialpolitik? Neue Begründungsmuster sozialstaatlicher Tätigkeit in der Gesundheits- und Familienpolitik. In: A. Evers & R.G. Heinze (Hg.), *Sozialpolitik. Ökonomisierung und Entgrenzung*. Wiesbaden: VS Verlag für Sozialwissenschaften, 31–48.

Rothman, B.K. (1989). *Schwangerschaft auf Abruf. Vorgeburtliche Diagnose und die Zukunft der Mutterschaft*. Marburg: Metropolis.

Rubin, L.R., Werner-Lin, A., Sagi, M., Cholst, I., Stern, R., Lilienthal, D., et al. (2014). 'The BRCA clock is ticking!': negotiating medical concerns and reproductive goals in preimplantation genetic diagnosis. *Human Fertility, 17* (3), 159–164.

Ruhl, L. (1999). Liberal governance and prenatal care: risk and regulation in pregnancy. *Economy & Society, 28* (1), 95–117.

Sadler, T.W. (2014). *Taschenlehrbuch Embryologie. Die normale menschliche Entwicklung und ihre Fehlbildungen.* 12., überarb. und erw. Aufl. Stuttgart u.a.: Thieme.

Sänger, E. & Rödel, M. (Hg.). (2012). *Biopolitik und Geschlecht: zur Regulierung des Lebendigen*. Münster: Verl. Westfälisches Dampfboot.

Savulescu, J. (2002). Deaf lesbians, "designer disability" and the future of medicine. *British Medical Journal, 325* (7367), 771–773.

Savulescu, J. & Dahl, E. (2000). Sex Selection and Preimplantation Diagnosis. A response to the Ethics Committee of the American Society of Reproductive Medicine. *Human Reproduction, 15* (9), 1879–1880.

Schaaf, C.P. & Zschocke, J. (2013). *Basiswissen Humangenetik.* 2., überarb. Aufl. Berlin u.a.: Springer.

Schicktanz, S. & Schweda, M. (Hg.) (2012). *Pro-Age oder Anti-Aging? Altern im Fokus der modernen Medizin*. Frankfurt am Main u.a.: Campus.

Schmid, M. (2014). Pränatale genetische Beratung im 21. Jahrhundert – idealerweise präkonzeptionell. *Der Gynäkologe, 47* (8), 554–558.

Schröer, A. & Weichert, J. (2013). Mehrlingsschwangerschaften. In: K. Diedrich, M. Ludwig & G. Griesigner (Hg.), *Reproduktionsmedizin*. Berlin u.a.: Springer, 329–338.

Schultz, S. (2010). Geschlechtstests. *Gen-Ethischer Informationsdienst* (Nr. 2000), 28–29.

Scully, J.L., Banks, S. & Shakespeare, T.W. (2006). Chance, choice and control: lay debate on prenatal social sex selection. *Social Science & Medicine, 63* (1), 21–31.

Seif, R. (2003). Sex selection by preimplantation genetic diagnosis: should it be carried out for social reasons? *Human Reproduction, 18* (2), 461–462.

Sensibaugh, C.C. & Yarab, P.E. (1997). Newlyweds' Family-Formation Preferences. *The Journal of Psychology, 131* (5), 530–540.

Sermon, K. (2003). Sex selection by preimplantation genetic diagnosis: should it be carried out for social reasons? – A personal view. *Human Reproduction, 18* (2), 462–463.

Shenfield, F., de Mouzon, J., Pennings, G., Ferraretti, A.P., Andersen, A.N., de Wert, G., et al. (2010). Cross border reproductive care in six European countries. *Human Reproduction, 25* (6), 1361–1368.

Sills, E.S. & Palermo, G.D. (2002). Preimplantation genetic diagnosis for elective sex selection, the IVF market economy, and the child – Another long day's journey into night? *Journal of Assisted Reproduction and Genetics, 19* (9), 433–437.

Snowdon, C. & Green, J.M. (1997). Preimplantation diagnosis and other reproductive options: Attitudes of male and female carriers of recessive disorders. *Human Reproduction, 12* (2), 341–350.

Soini, S. (2007). Preimplantation genetic diagnosis (PGD) in Europe: diversity of legislation a challenge to the community and its citizens. *Medicine and Law*, 26, 309–323.

Sparrow, R. (2013a). Gender eugenics? The ethics of PGD for intersex conditions. *American Journal of Bioethics, 13* (10), 29–38.

Sparrow, R. (2013b). Queerin' the PGD clinic: human enhancement and the future of bodily diversity. *Journal of Medical Humanities, 34* (2), 177–196.

Spiewak, M. & Viciano, A. (25. April 2002). Wunschkind. *Die Zeit, 27*.

Stephenson, E. et al. (2013). PGD and Human Embryonic Stem Cell Technology. In: El-Toukhy, T., Braude, P. (Hg.), *Preimplantation Genetic Diagnosis in Clinical Practice*. London: Springer, 153–164.

Süddeutsche Zeitung (9. Juli 2013). Ganzes Genom. Neue PID-Methode vorgestellt. *Süddeutsche Zeitung*, 16.

Sureau, C. (1999). Gender selection. A crime against humanity or the exercise of a fundamental right? *Human reproduction, 14* (4), 867–868.

Testart, J. & Sèle, B. (1995). Toward an Efficient Medical Eugenics: Is the Desirable always the Feasible?, *Human Reproduction, 12*, 3086–3090.

Thomaidis, L., Kitsiou-Tzeli, S., Critselis, E., Drandakis, H., Touliatou, V., Mantoudis, S., et al. (2012). Psychomotor development of children born after preimplantation genetic diagnosis and parental stress evaluation. *World journal of pediatrics, 8* (4), 309–316.

Thornhill, A.R., Handyside, A.H., Ottolini, C., Natesan, S.A., Taylor, J., Sage, K., et al. (2015). Karyomapping – a comprehensive means of simultaneous monogenic and cytogenetic PGD: comparison with standard approaches in real time for Marfan syndrome. *Journal of Assisted Reproduction and Genetics, 32* (3), 347–356.

Trafimow, D. (2013). The Ethics of PGD for Intersex Conditions: Problems With the Diversity Argument. *American Journal of Bioethics, 13* (10), 53–55.

Tur-Kaspa, I., Aljadeff, G., Rechitsky, S., Grotjan, H.E. & Verlinsky, Y. (2010). PGD for all cystic fibrosis carrier couples: novel strategy for preventive medicine and cost analysis. *Reproductive BioMedicine Online, 21* (2), 186–195.

Ullrich, C. (2012). *Medikalisierte Hoffnung? Eine ethnographische Studie zur reproduktionsmedizinischen Praxis*. Bielefeld: transcript.

Van Balen, F. (2006). Attitudes towards sex selection in the Western world. *Prenatal Diagnosis, 26* (7), 614–618.

Van Rij, M.C., Gielen, M., Lulofs, R., Evers, J.L., van Osch, L., Muntjewerff, N., et al. (2011). Profiles and motives for PGD: a prospective cohort study of couples referred for PGD in the Netherlands. *Human Reproduction, 26* (7), 1826–1835.

Vanneste, E., Voet, T., Le Caignec, C., Ampe, M., Konings, P., Melotte, C., et al. (2009). Chromosome instability is common in human cleavage-stage embryos. *Nature Medicine, 15* (5), 577–583.

Vergeer, M.M., van Balen, F. & Ketting, E. (1998). Preimplantation genetic diagnosis as an alternative to amniocentesis and chorionic villus sampling: psychosocial and ethical aspects. *Patient Education and Counseling, 35* (1), 5–13.

Verlinsky, Y., Cieslak, J., Ivakhnenko, V., Evsikov, S., Wolf, G., White, M., et al. (1999). Prevention of age-related aneuploidies by polar body testing of oocytes. *Journal of Assisted Reproduction and Genetics, 16* (4), 165–169.

Verlohren, S. (2015). Update Ersttrimesterscreening – was ist neu in 2015? *Frauenheilkunde up2date, 9* (04), 243–255.

Wagenmann, U. (2012). Freigabe via Verfahrensregeln? *Gen-Ethischer Informationsdienst* (Nr. 215), 41–43.

Wang, C.W. & Hui, E.C. (2009). Ethical, legal and social implications of prenatal and preimplantation genetic testing for cancer susceptibility. *Reproductive Biomedicine Online, 19*, 23–33.

Wehling, P. (2014). Kinderwunsch als genetisches Risiko? Gesellschaftliche Implikationen erweiterter präkonzeptioneller Anlageträgerscreenings. *Medizinische Genetik, 26*, 411–416

Weingart, P., Kroll, J. & Bayertz, K. (1992). *Rasse, Blut und Gene. Geschichte der Eugenik und Rassenhygiene in Deutschland.* Frankfurt am Main: Suhrkamp

Weir, L. (1996). Recent developments in the government of pregnancy. *Economy & Society, 25* (3), 373–392.

Wendel, S. (2003). *Feministische Ethik zur Einführung*. 1. Aufl. Hamburg: Junius.

Wienke, S., Brown, K., Farmer, M. & Strange, C. (2014). Expanded carrier screening panels – does bigger mean better? *Journal of Community Genetics, 5*, 191–198.

Whittaker, A. (2015). Media debates and 'ethical publicity' on social sex selection through preimplantation genetic diagnosis (PGD) technology in Australia. *Culture, Health & Sexuality, 17* (8), 962–976.

Wilkinson, S. (2008). "Eugenics talk" and the language of bioethics. *Journal of Medical Ethics, 34* (6), 467–471.

Winter, C., van Acker, F., Bonduelle, M., Desmyttere, S. & Nekkebroeck, J. (2015). Psychosocial development of full term singletons, born after preimplantation genetic diagnosis (PGD) at preschool age and family functioning: a prospective case-controlled study and multi-informant approach. *Human Reproduction, 30* (5), 1122–1136.

Wright, C. (2009). *Cell-free fetal nucleic acids for non-invasive prenatal diagnosis: report of the UK expert working group* (Hg.: PHG Foundation). Cambridge UK.

Wüstner, K. (2006). Technological development and society: The discourse on PGD in Germany. In: P. Law, L. Fortunati & S. Yang (Hg.), *New Technologies in Global Societies*, 75–103.

Wüstner, K. & Heinze, U. (2007). Attitudes towards Preimplantation Genetic Diagnosis – a German and Japanese comparison. *New Genetics and Society, 26* (1), 1–27.

Zeiler, K. (2004). Reproductive autonomous choice – A cherished illusion? Reproductive autonomy examined in the context of preimplantation genetic diagnosis. *Medicine, Health Care and Philosophy, 7*, 175–183.

Zikant, K. (2. Februar 2016). Erstmals Eingriffe ins menschliche Erbgut erlaubt. *Süddeutsche Zeitung,* 1.

Zlotogora, J. (2009). Population programs for the detection of couples at risk for severe monogenic genetic diseases. *Human Genetics,126* (2), 247–253